髮量豐盈、
皮膚細嫩、
性福滿意、
好眠好脾氣，
六十歲就像四十歲！

吳明珠教你養好腎，不畏更年期

吳明珠 著

作者序——

腎虛要慢慢的補，養好腎，打造不老勝利人生

講到「腎虛」，很多人第一個想法是，看中醫有用嗎？更有趣的是，病患來看診時，都會欲言又止、遮遮掩掩，有時還要我清空診間後，才不會難為情，小小聲的問「怎麼補腎才會快？」、「什麼補藥最有效？」好像「腎虛」是很丟臉的事，總是偷偷摸摸的看診。

這點我一定要好好導正大家，對於中醫來說，「腎虛」是一種身體的狀態，就像是人的身材胖瘦，會隨著年齡、飲食、生活作息等，而出現狀況，嚴格來說，它不是一種病。

「腎虛」是身體裡有關生殖、生長發育、消化、內分泌等功能，出現減退的狀態，這是男女老少都有的，但是，從以前到現在，許多人都把「腎虛」與陽萎、性能力不足、無法生育等問題連結在一起，最大的誤解是，

只有男人才有腎虛的問題，所以常常發生老婆來幫老公問，因為老公不好意思來的狀況，有些病患則是一開口就問如何補腎壯陽等。

這種錯誤的觀念，讓很多人都會誤信偏方，亂買坊間的補藥，亂補一通，管它是腎陰虛、腎陽虛，或是腎精虧虛，反正一聽能補腎，統統吃進肚裡，結果愈補愈大洞，虛不受補，腎難以負荷，反而傷得更深，最後嚴重到導致洗腎的後果。

《吳明珠教你養好腎，不畏更年期》就是希望能夠導正大家觀念與想法，最重要是要讓大家知道，「腎虛」要大大方方，明明白白的治療，男女老少症狀不同，治方也不同，不必害羞，更無需難為情。

醫書《醫宗必讀》提到：「先天之本在腎」。中醫也認為，五臟之本是腎，腎是非常重要的存在。現在的人因為生活習慣、壓力等的影響，出現所謂的「早衰症」，像是少年白、記憶力衰退、腳膝無力、生不出孩子、更年期症候群等等，其實都是腎虛造成，要改善這些問題，必須往「腎虛」的方向進行調理。

男人、女人碰到「腎虛」時，注重的焦點不同，男人擔心性能力，女人最怕更年期，其實，這都是腎氣逐漸流失的過程，會引起身體的反應與結果。好好的認識腎氣流失的主因，就能知道該怎麼去調理。

《黃帝內經》清楚指出，隨著年齡的增長，腎臟的元陰、元陽會逐漸的消耗，人就會走向衰老和死亡。腎主宰人的生老病死，《素問．上古天真論》提到「女子七歲，腎氣盛，齒更髮長；二七而天癸至，任脈通，太衝脈盛，月事以時下，故有子……，七七任脈虛，太衝脈衰少，天癸竭，地道不通，故形壞而無子也……。丈夫八歲，腎氣實，髮長齒更；二八，腎氣盛，天癸至，精氣溢瀉，陰陽和，故能有子……五八，腎氣衰，髮墮齒槁。……七八肝氣衰，筋不能動，天癸竭，精少，腎藏衰，形體皆極。」

「天癸」就是男人女人的青春，男人是精液，女人是月經，天癸盛等於精強力壯，最適合育兒生子，女人也最具青春活力。若說的再白一些，「天癸」像是荷爾蒙般的角色。

女人以七為一個階段，七七就是四十九歲時，天癸就會衰竭乾枯，除了無子外，還會形壞，說的就是更年期的症候群。「形壞」包括體型，變胖、小腹大、腰圍粗、屁股下垂、胸部縮、皮膚粗糙、滿頭白髮等，而內在的形壞，則是心情低落情緒差、體力差、腰酸背痛、骨質疏鬆、牙齒浮動搖晃等等。

至於男人，醫書寫道，「七八肝氣衰，筋不能動，天癸竭，精少，腎藏衰，形體皆極。」男人以八為階段，七八就是五十六歲開始，天癸衰竭乾枯，這就是男人更年期的開始，一樣會出現「形壞」的症候群。女人的症狀，男人一樣會有，最大的不同是，男人的性能力會出現極大的落差，這點最讓男人擔心與害怕，所以，經常會想要藉著強力補藥去加強，問題在腎能不能受補？

西醫眼中的腎臟，主要主管排泄、內分泌及泌尿系統，維持水、電解質平衡和酸鹼平衡。但以中醫而言，卻是生命的根本，主掌著其他的臟腑，主管人的一生成長到死亡，青春活力精神，很多廣告台詞提到的「精氣神」，指的就是腎氣，就是元氣。

中醫認為，人依賴氣血的運行，才能正常的運作成長，而氣有很多種，如元氣、宗氣、衛氣，其中，元氣就是人最重要最根本的氣。元氣足，身體健康頭好壯壯，就像我們常聽到元氣滿滿，或是生病時元氣大傷，而像脾氣、肝氣、腎氣等等，也都是元氣之一。

這些元氣除了要生產供給身體運作使用外，還要能夠儲存，備而不用，以因應環境、外力、氣候等種種因素的損害時，才有能力快速修補，問題是，五臟六腑的元氣，要往那裡放呢？就是腎。

腎臟就是元氣儲存槽，它的容量愈大，儲存功能愈好，人的身體愈能保持青春活力，所以，一旦傷腎，儲存槽破洞漏氣了，再多的元氣也存不起來，身體其他器官得不到元氣的補助，就會開始衰竭。像機器沒有燃料，空轉空燒時更傷，最後燒乾燒焦，甚至當機燒毀，就會出現嚴重的狀況。

而更年期就是腎所生產的腎氣不足，進而影響腎功能的發揮，無力生產也無力保護的情況下，青春活力也就跟著消失，「天癸竭」就會出現衰老等症狀，就是更年期的開始。

「天癸竭」是男人女人都會經歷的過程，女人雖然比較早，但經歷的時間比較短，大家也比較重視，開始懂得好好調理，讓更年期過後，重新展開第二春的人生，女人只要好好調理，更年期過後，依然可以青春美麗，也就是現在最流行的凍齡、慢老人生。

男人則因為不知道更年期來了，常常在情緒上反應過大，生理機能又不盡理想的情況下，導致生心理都變得更糟。常常五十六歲該重視的問題，拖延至七十歲才處理，沒有把握調理的好時機，讓更年期過後，腎氣流失枯竭更快，很多的毛病相繼出現，尤其是泌尿道方面的問題，像是攝護腺肥大、頻尿等等。

總而言之，無論男女，都會經歷更年期，因為腎氣會逐漸衰退，我們所能做的是，如何讓腎氣持續生成及保存，好的元氣得靠五臟六腑互相配合，當腎保養好了，就能帶領臟腑把活力加滿，留住青春與元氣，讓更年期過後的生活，依舊樂活，再創慢老人生。

中醫強調的是「未病先防」，所謂：「上工治未病。」大家也常說，看病找西醫，養生找中醫，面對「腎虛」中醫有著各種方式，從食療、穴道按摩、生活方式等等，都能達到補腎的作用，既能增強腎氣又不傷身，像是隨時可做的養生功法，以及隨處可買的食材料理，都能達到輕鬆養腎、無害補腎的效果。

腎虛是現代人的通病，男女老少都有，只是流失的多或少，症狀如何呈現反應。補腎非難事，重點是「腎虛」要大方的治療，補腎要慢慢的來，讓我們一起來養好腎，打造不老傳奇的勝利人生。

目錄

精選吳明珠養腎茶方、食譜

很多人都以為，只有在冬天才適合喝補湯吃補品，其實，無論是從西醫觀點或是中醫的醫理來看，平時就要做好保養，選擇生活中好取得的合適食材，輕鬆的去調養進補，透過平日的飲食，讓食材的療效發揮功效，才是最佳的進補方式。

本篇精選吳明珠醫師特別推薦的養腎茶飲與食譜，也針對各種需求，調配出各式各樣的茶飲及補湯等，但是，無論是吃的或喝的，雖然是溫補慢療，還是要交替調換，再好的東西吃過頭都會造成反效果。

蕎麥紅棗茶

・血氣循環　・養肺補氣

材料｜蕎麥7克，丹參5克，黃耆5克，紅棗3克

作法｜將所有材料放進鍋中，放入1公升的水，煮滾即可。

功效｜補氣養血，活血健脾，促進循環。蕎麥開胃寬腸，丹參開心氣、活血，可消除滯瘀的腎氣；黃耆可以調整免疫力、補氣，氣通順後有助血液循環；紅棗則能補益不足的氣血，四者煮成茶飲用，可促進體內滯瘀的血氣循環。

・腹瀉、腸胃不適、月經來潮者，以及孕婦懷孕初期三個月，要暫停飲用。

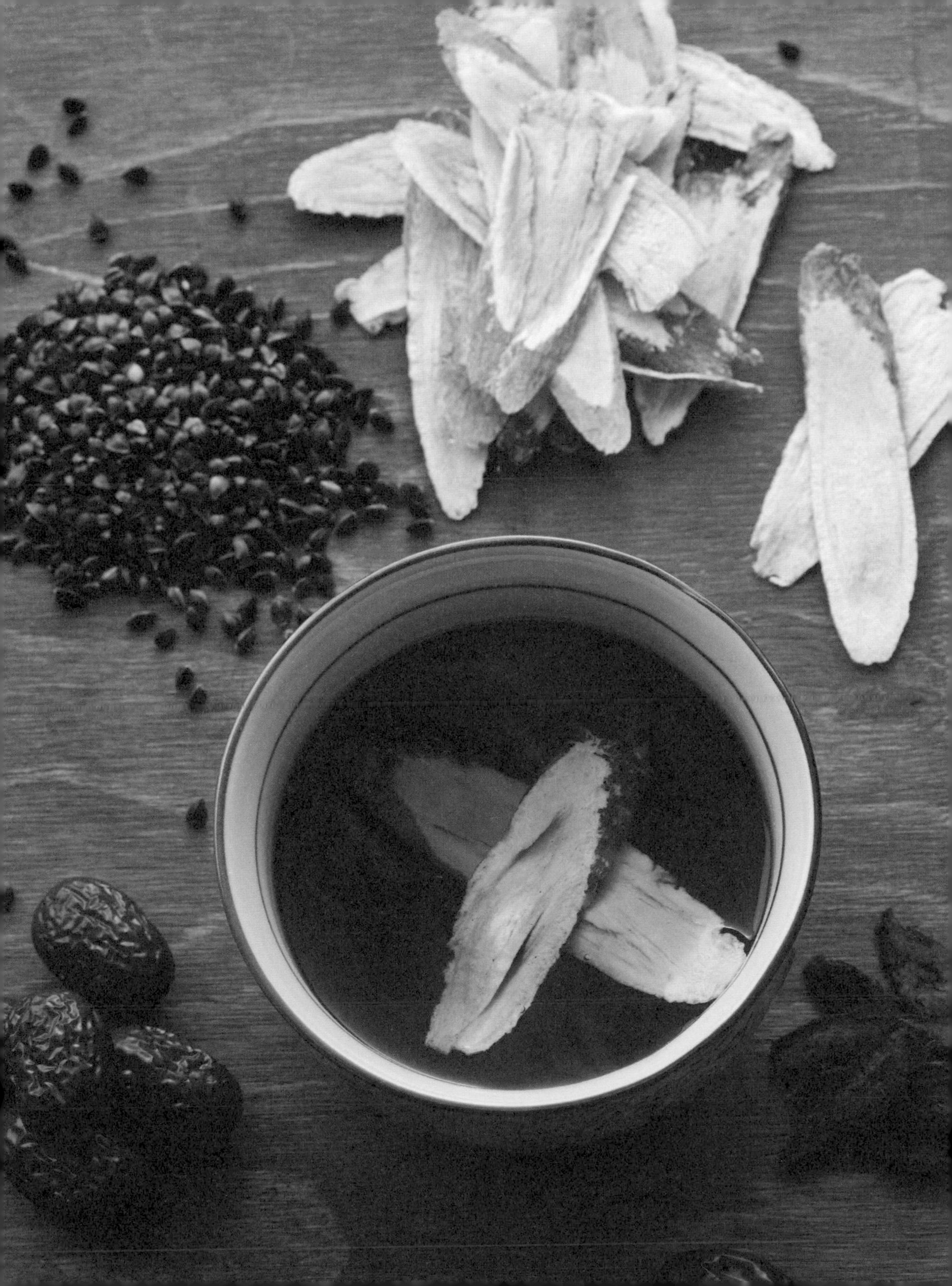

黑米茶

・健脾　・強腎　・暖肝

材料—黑米400公克

作法—①將黑米洗淨後以溫火慢慢乾炒，炒至黑米露出白色米心即可，待完全放涼後裝入密封罐保存。

②每回炒製時少量為主，可放置陰涼處或冷藏保存。

③每日取適量以熱開水沖泡飲用。

功效—黑米具有滋陰補陽，健脾強腎暖肝，明目養血。男女皆宜。

・炒過的黑米偏溫燥，故有咽痛、口乾、便祕者，暫停飲用。

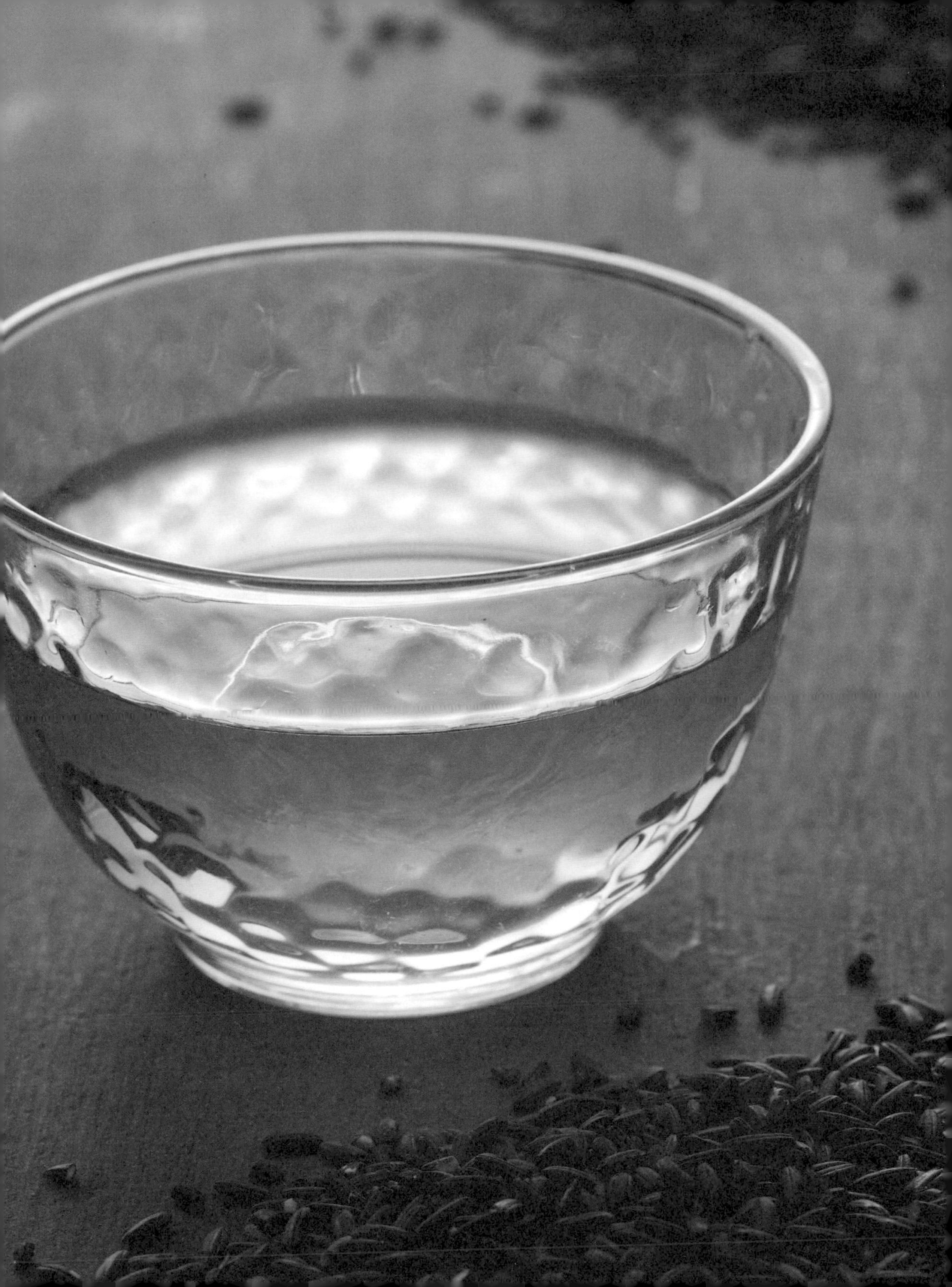

黑芝麻栗子豆漿飲

・補腎 ・強筋 ・健脾胃

材料－無糖豆漿1公升，熟栗子10克（約6～8顆），芝麻粉5克

作法－將栗子剝殼切細碎，與其他材料放入鍋中煮滾，即可飲用。

功效－栗子能補脾健胃，補腎強筋。搭配黑芝麻、豆漿，能補充腎氣，加強腎功能。

- 最好在溫熱時飲用，人體最怕冷，喝冷水及吃冰時，因為要讓身體恢復到正常溫度，得耗費一些腎氣去加熱，當腎氣用在加熱時，其他功能就會不足，因此，無論男女，大人小孩，都應該要少喝冷飲，讓腎氣維持最佳狀況。
- 脹氣、痛風者不可飲用。

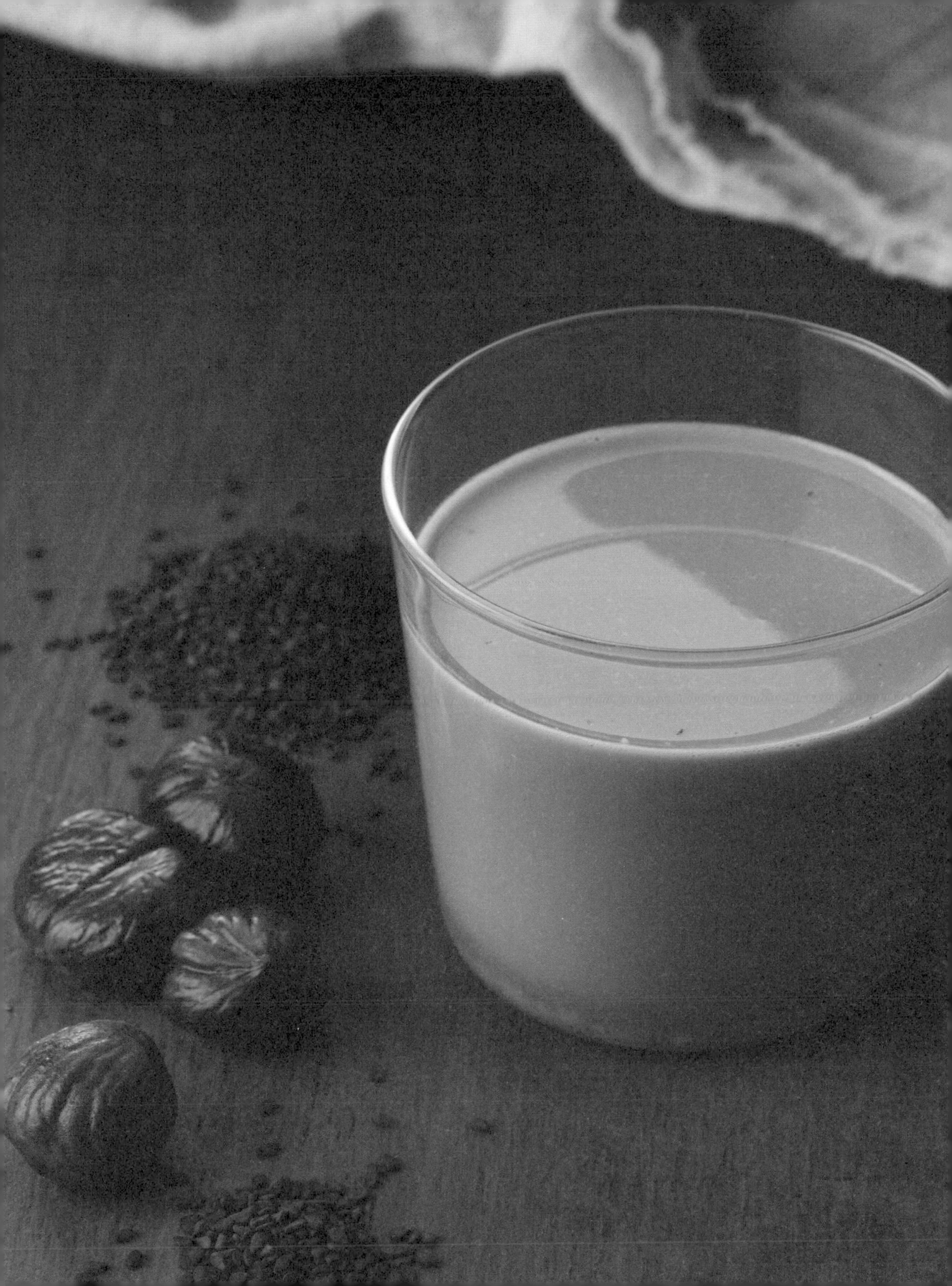

洋參山藥牛肉湯

‧滋陰補腎 ‧養胃 ‧食慾不振

材料—牛腩600公克，山藥200公克，枸杞5公克，麥門冬5克，天門冬5克，西洋參5克

作法—①牛腩切塊，山藥去皮切塊，中藥材洗淨，將所有材料放入鍋中。

②加水滿過食材，慢火燉煮。待起鍋後再加鹽調味。

③不吃牛肉者，可將肉品改為羊肉或烏骨雞皆可，都有補腎效果。

功效—滋陰補腎，清熱生津，食慾不振，肝火旺盛者皆可。山藥健脾，補腎養胃。天門冬養陰潤燥，滋腎陰，常用於腎陰不足的咳嗽、口乾、便祕。麥門冬養陰、潤肺，益胃生津。西洋參補肺氣、滋腎元。

‧腸胃不適、腹瀉者不宜食用。

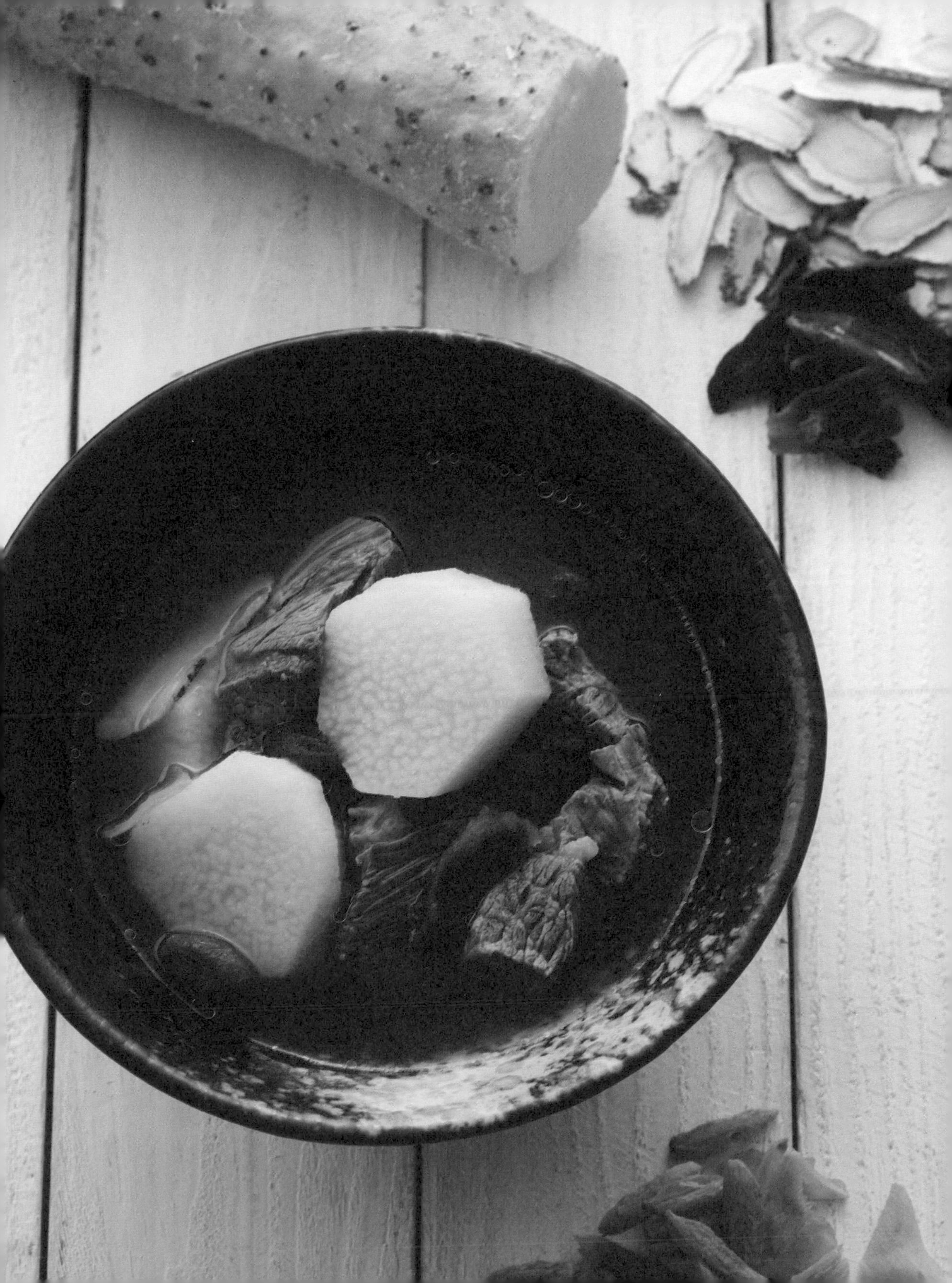

黑木耳大骨糙米粥

・抗衰老　・補腎　・養胃

材料－黑木耳 10 克，糙米 200 公克，大骨 80 克

作法－① 黑木耳泡水，泡開後切絲；糙米洗淨後泡水約 6 小時備用。

② 大骨先用熱水汆燙後備用。

③ 將大骨放進鍋中，加水超過食材一倍高，用大火煮滾後，改以慢火熬煮。

④ 大骨煮出味後，再加入糙米，繼續慢火熬煮，記得要攪拌，勿讓糙米沾鍋，等到糙米軟爛後，加入黑木耳，約 10 分鐘後加鹽調味即可起鍋。

功效－黑木耳色黑入腎，是補腎極佳聖品，具有延緩衰老，補腎益氣，養胃活血等功效；糙米含有多種維生素及微量元素，多吃能護髮健腦，抗老化，瘦身等功效。

・腹瀉者不宜食用。

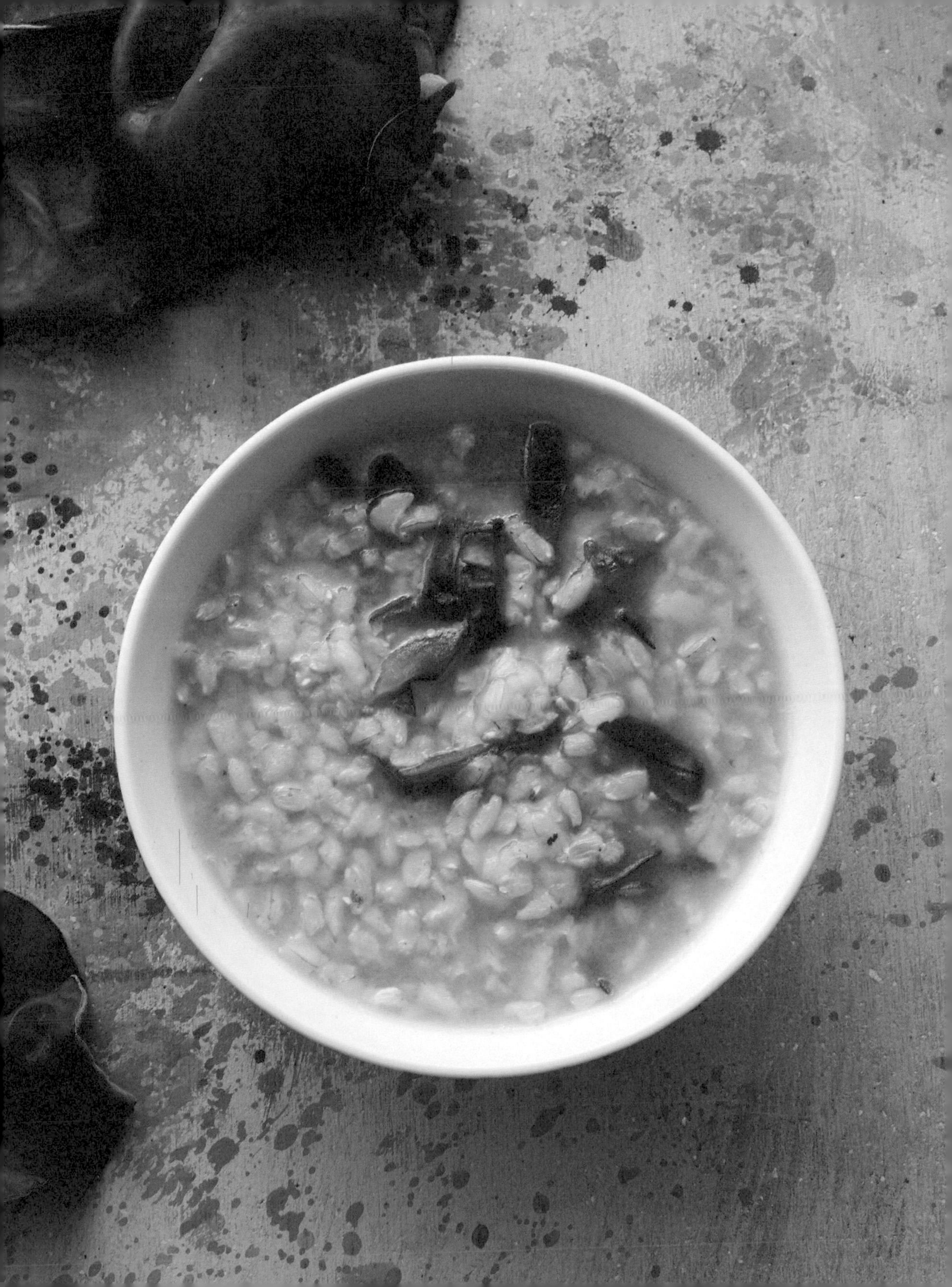

韭菜炒蝦米

・強腎 ・補精

材料｜韭菜200公克，蝦米30公克

作法｜①韭菜洗淨後，切小段備用。

②蝦米洗淨後瀝乾備用。

③熱鍋後先倒入蝦米拌炒至變色後，再加入韭菜，並加入少許鹽、醬油調味，至韭菜熟後即可關火。

功效｜開胃健脾，補腎壯陽，若男性生理功能較差可以多食。韭菜補腎、壯陽，通便潤腸，行氣理血。

- 腸胃功能差者，消化不良、脹氣者，請於白天食用。
- 易上火者，如口瘡、嘴破，不要常服。
- 懷孕、哺乳者，先暫時不吃韭菜，避免回乳。

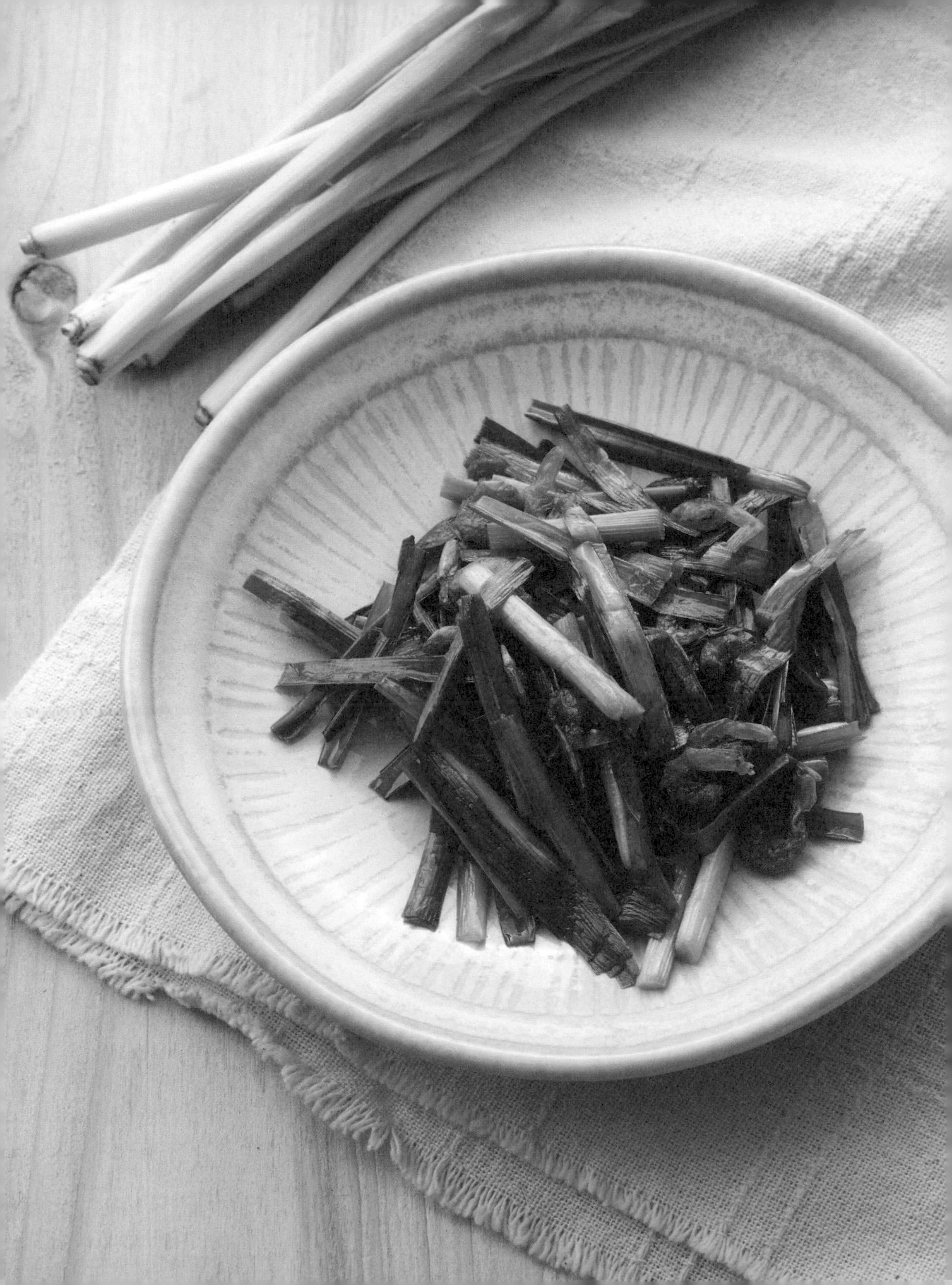

核桃牛蒡豬尾湯

・補腦 ・強化骨骼 ・補充膠原蛋白

材料─豬尾300公克，牛蒡50公克，核桃50公克，老薑片5公克

作法─①先將豬尾骨切段後洗淨，並先用熱水汆燙。

②加入2公升的水，並將豬尾骨放入，大火煮滾後，再改以小火續煮50分鐘，直到骨頭精華熬入湯中。

③加入核桃、牛蒡和老薑，繼續熬煮20分鐘，加鹽調味即可。

功效─牛蒡能整腸健胃，改善便祕；核桃則可養血補氣，強腎補腦。而豬尾骨具有豐富的膠原蛋白，強化骨骼，活化細胞，增加肌膚彈性，能養顏美容，延緩老化，保健養身。

- 豬尾骨熬高湯，具有豐富的膠原蛋白，很適合全家人一起喝，可以常熬煮尾骨高湯備用，是物美價廉的好食材。
- 腹瀉者禁用。

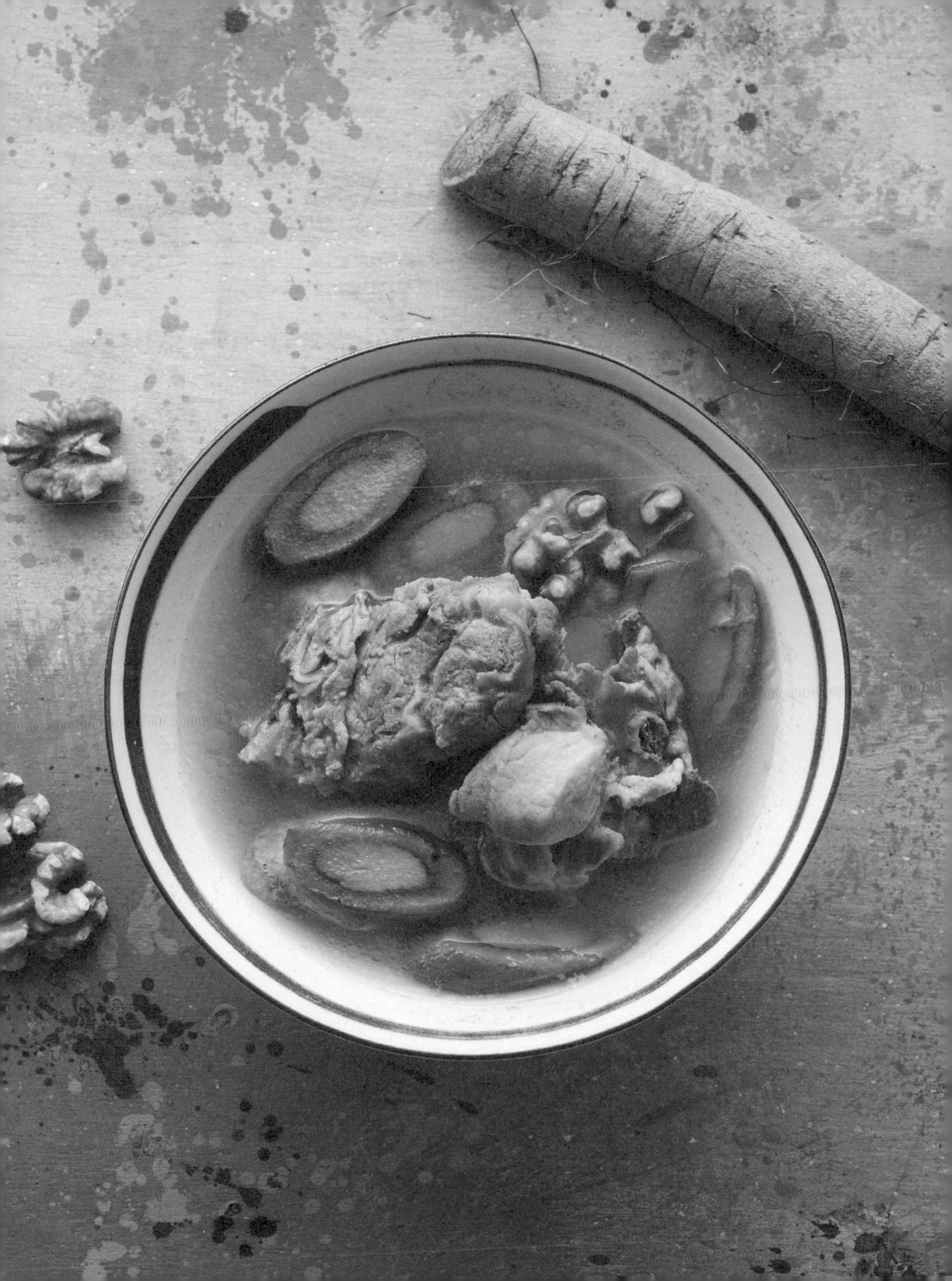

暖身泡腳方

・腎氣運行

・氣血循環

材料—生薑片15克，鹽3克

作法—將生薑片放入水裡燒開後，放入鹽，維持溫度在40度左右，泡30分鐘。

功效—加強氣血循環，暖和雙腳，增加腎氣運行。

※ 更多泡腳方請參閱 173 頁

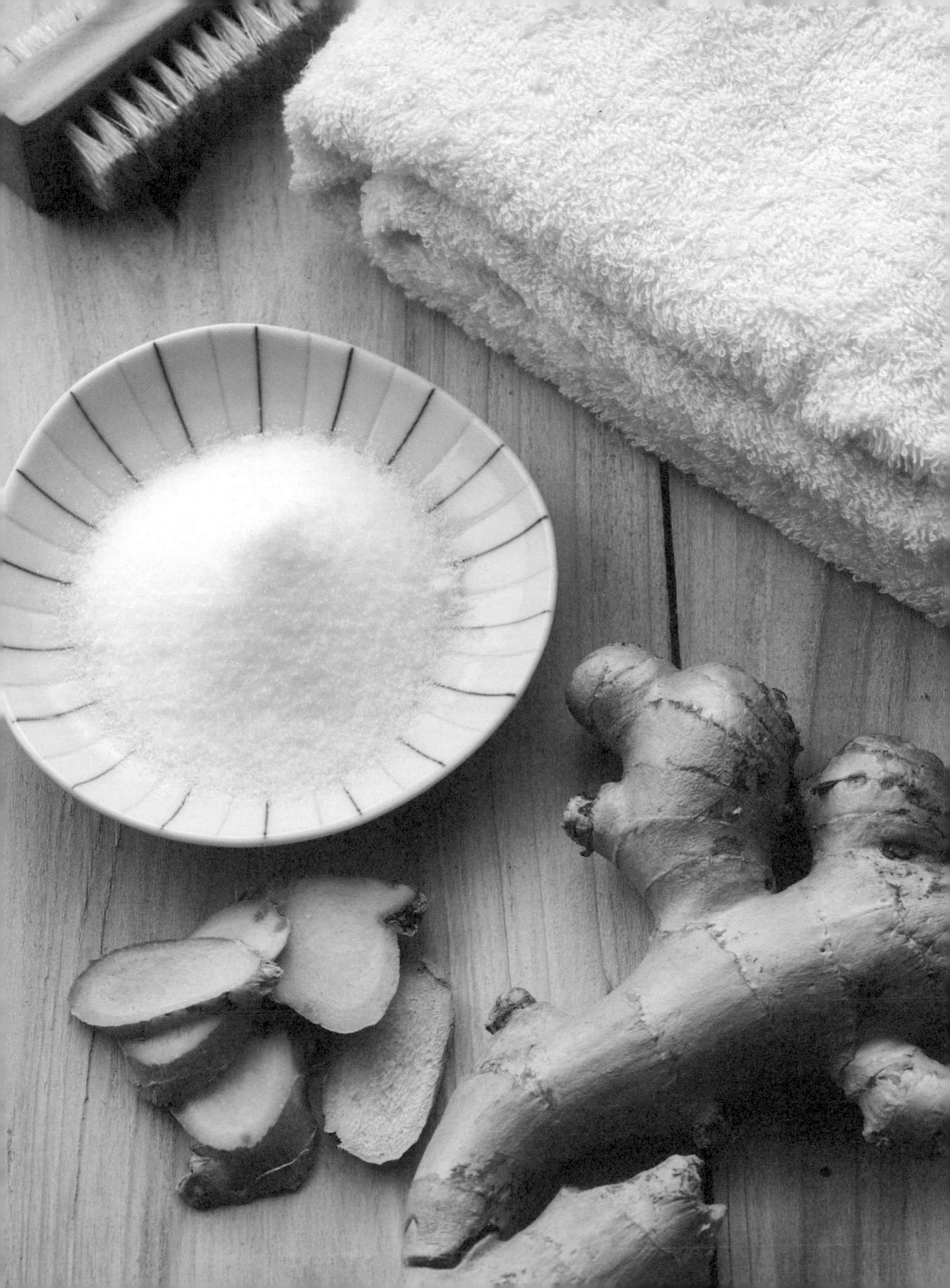

吳明珠的更年期保養方

①少油、少鹽、少糖、多蔬果。

②自己煮豆漿喝，補充植物性荷爾蒙；若在豆漿中添加堅果、葡萄乾、蔓越莓、芝麻等食材，豆漿宜減量到300毫升。

③多喝好水，幫助肝腎排毒。

④更年期肥胖多見於肝腎陰虛，陰虛火旺者，多吃滋補肝腎、養血補血，滋陰降火的食物。

⑤避免辛辣香燥、耗傷陰液的食物，例如炸、烤、炒、爆的食品。

⑥更年期女性容易血壓升高，要限制鹽的攝入，用量應減半。

⑦少吃甜食、動物脂肪和動物內臟。

⑧多吃魚、蝦皮、芝麻、豆製品等含鈣豐富的食品，以預防骨質疏鬆等症。

熱潮紅

因體內熱氣不易散出，才會引發熱潮紅。可吃利水消腫的黃豆、疏肝散熱的桑葉和清熱利尿的薏仁，薏仁除了有清熱作用，還可健脾益胃。

情緒難控制

腎虛引起肝氣鬱結，情緒調節容易失控，氣血循環差。失眠者可常喝薰衣草茶、玫瑰花茶疏肝解鬱；常吃香蕉、浮小麥可改善睡眠品質。

頭痛、頭暈、睡不好

肝氣上升，可常吃滋陰降肝火的黑豆；滋陰清熱的木耳可改善頭部緊繃等狀況。但易脹氣者少吃黑豆；易腹瀉者不要吃太多木耳。配合中藥處方，如加味逍遙散、甘麥大棗湯等，也是很好的選擇。

枸杞菊花去火茶

・虛火旺　・口乾　・眼睛乾澀

材料－枸杞2錢，菊花2錢，桑葉1錢

作法－將所有材料放入杯中，沖入1公升滾水，待降溫即可飲用。

功效－枸杞明目、補肝腎；菊花清熱可明目，桑葉清肺熱、潤燥。適合眼睛乾澀、虛火旺、口乾、咽喉乾的更年期女性。

- 易腹瀉不宜飲用。
- 腸胃虛弱者可加入茯苓、山藥各3錢。

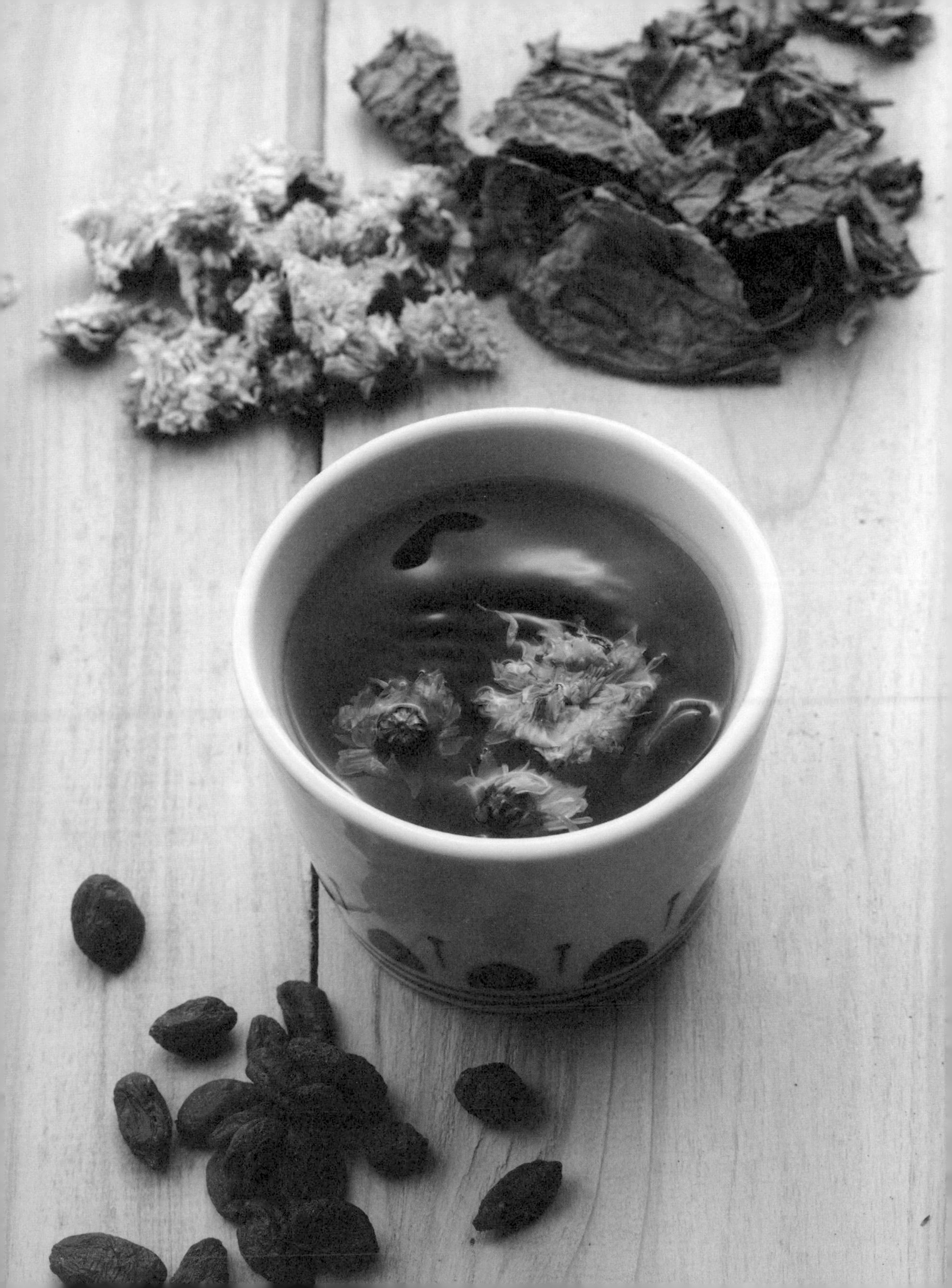

甘麥安眠茶

‧睡眠品質

‧情緒問題

材料｜淮小麥5錢，酸棗仁2錢，炙甘草1錢，茉莉花1錢，紅棗2顆

作法｜將所有材料放入杯中，沖入滾水泡開即可。可反覆沖飲，直至無味。

功效｜能改善情緒不佳，睡眠品質差，心慌心悸，喜怒無常。

‧睡前飲用可助眠。

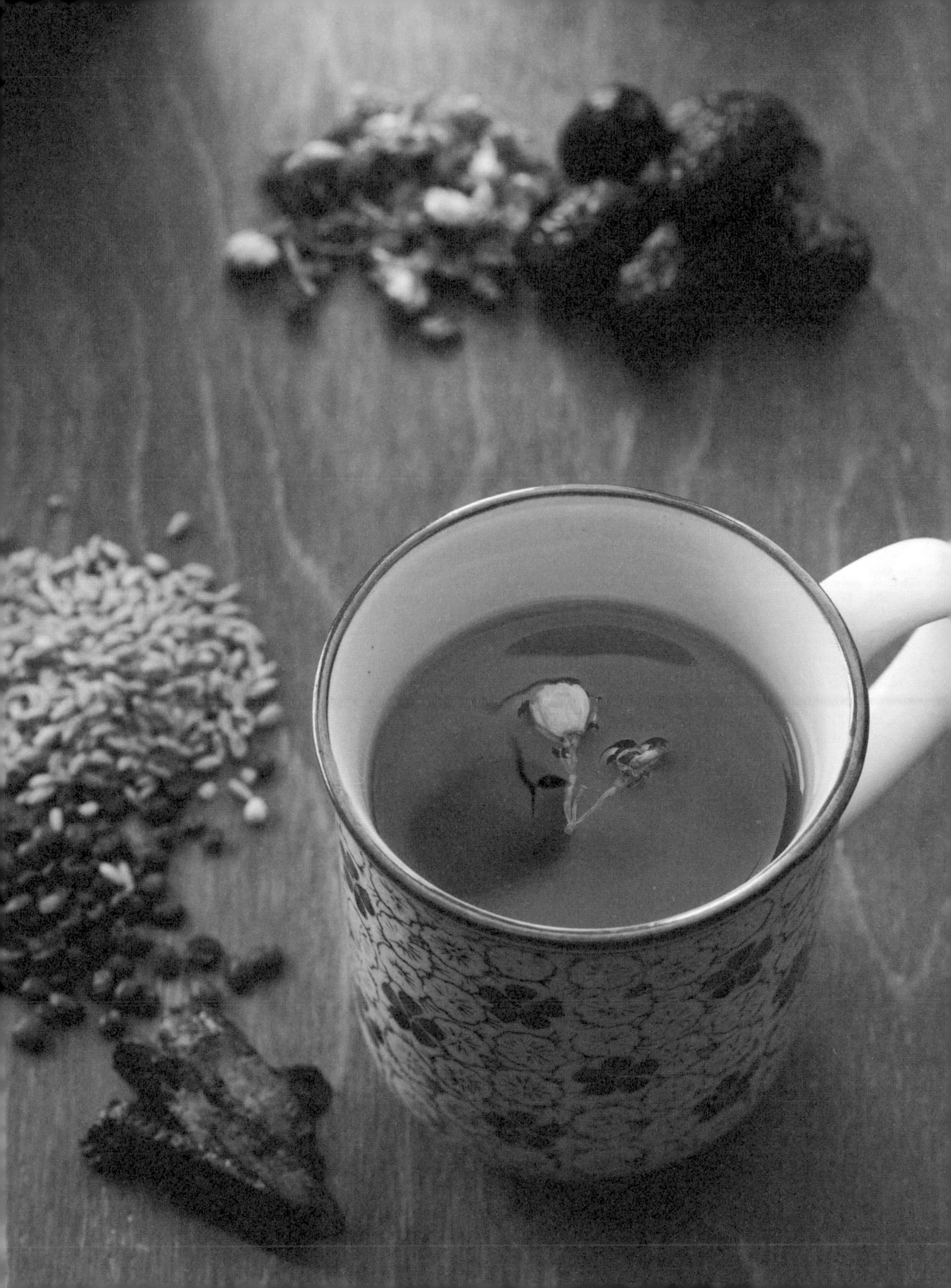

蓮子黑豆薏仁排骨湯

・補鈣 ・延緩老化 ・養心 ・潤肺

材料－黑豆、薏仁各 30 公克，蓮子 10 克，豬軟骨 200 公克，枸杞 5 克

作法－①豬軟骨切塊汆燙備用，黑豆、薏仁、蓮子洗淨備用。

②所有食材放入鍋中，加水滿至食材後，放入電鍋，外鍋加 2 杯水燉煮。開關跳起後以鹽調味即可。

功效－延緩老化，滋補腎氣，黑豆富含維生素E，蓮子能補元氣，養心潤肺，用豬軟骨熬湯，具有豐富蛋白質、鈣質，能補充更年期時所需要的養分。

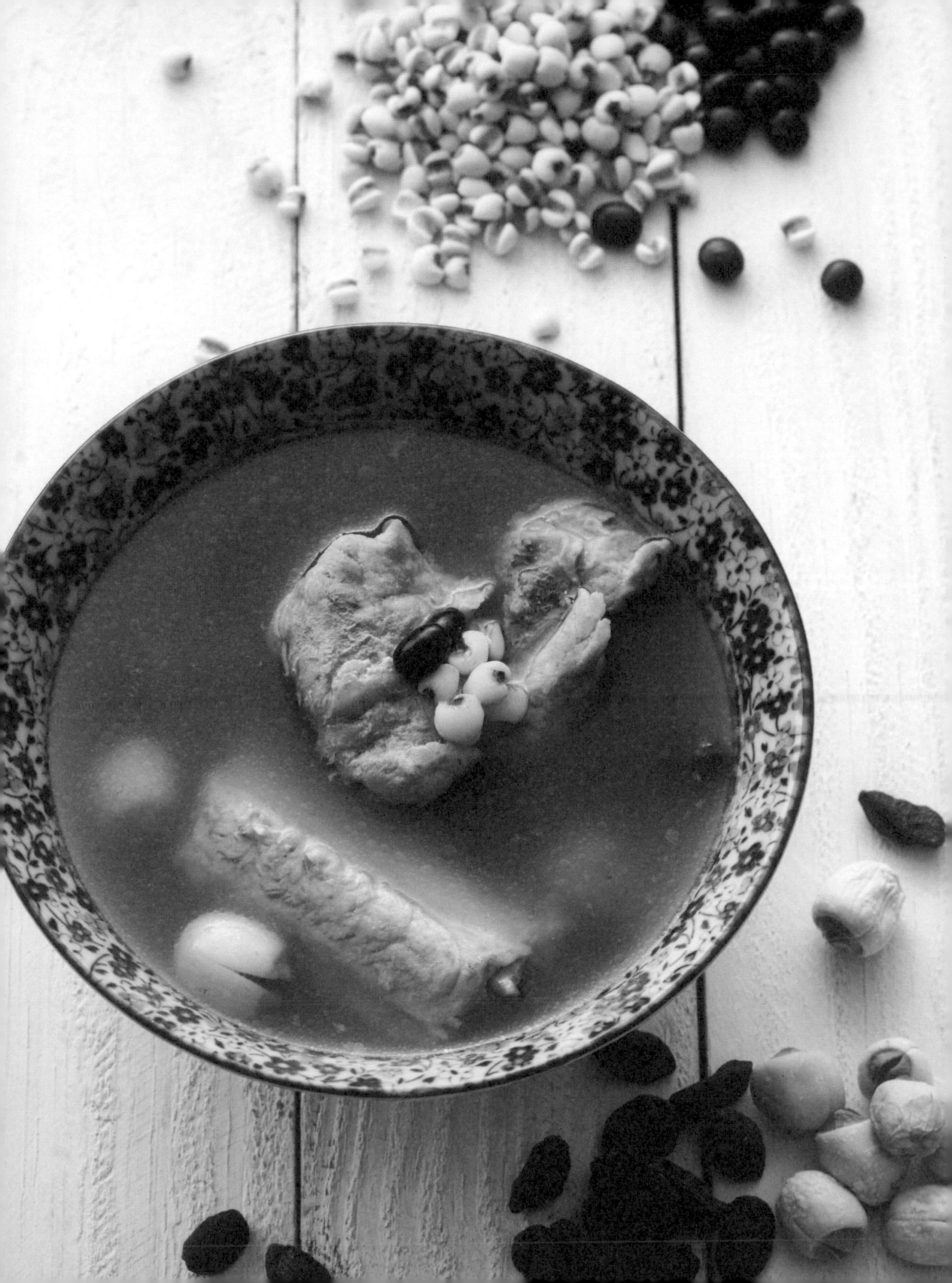

第一章

留住腎氣，男女都幸福

很多人都以為，只有在冬天才適合喝補湯吃補品，其實，無論是從西醫觀點或是中醫的醫理來看，平時就要做好保養，選擇生活中好取得的合適食材，輕鬆的去調養進補，透過平日的飲食，讓食材的療效發揮功效，才是最佳的進補方式。

本篇精選吳明珠醫師特別推薦的養腎茶飲與食譜，也針對各種需求，調配出各式各樣的茶飲及補湯等，但是，無論是吃的或喝的，雖然是溫補慢療，還是要交替調換，再好的東西吃過頭都會造成反效果。

腎虧不是男人專屬，女人也該擔心

一直以來，男人最怕被說「腎虧」，彷彿是被宣判「性無能」，或者沒有生殖能力，生不出孩子等；而女人的腎虧，最明顯的症狀就是經期亂、經期來時痛疼痛難安等。

其實，腎虧從中醫上來講，是腎虛的一種，腎虛分成腎氣虛、腎陰虛、腎陽虛、腎陰陽兩虛等，這些病症不分男女老少都會發生，所以，談到「腎虧」，男人該擔心，女人也要注意，稍微不注意，腎的精華流失程度與速度，是會變本加厲的。

有人說，女人生完孩子後，容易老得快，其實，正確的說法，是腎氣流失的太快，尤其是生完孩子後，沒有好好坐月子調理，腎氣是加倍流失。當媽媽的都會發現，生完容易掉髮，白髮也變多了，這不是老，而是腎虛。

腎臟對於中醫來說，不是單純的臟器，而是**包含腎臟、輸尿管的泌尿系統、生殖系統、免疫與荷爾蒙系統的串連**，是人體的根本，還會牽扯到其他臟腑，可謂牽一髮而動全身，當腎氣傷了，全身都會跟著出問題。

「腎虛」用白話說，就是腎處於虛弱的狀態，延伸出來的狀況，就會是衰老、功能不足、體力有落差等等，像是外表出現衰老的徵兆，生殖能力衰退等等。而所有症狀男女都會遇到，不該只是男人擔心，想要永保青春美麗的女人，也該擔心。

現代人過勞，經常熬夜、飲食不當、飲酒過度、性生活過度等方式，都埋下「腎虛」的因子。男女其實都有性功能障礙出現，這都是因為腎精、腎氣、腎陽少了，維持腎功能最重要的養分不夠、不見了，就會發生的症狀。

腎虛造成性功能障礙，男人女人表現出來的症狀不同，才會被誤解及輕忽。男人的腎虛，以影響性功能的症狀來說，有陽痿、早洩、遺精、不孕、腰痠、頻尿等，而因為性能力向來被視為雄性象徵，所以，男人一旦出現心有餘力不足的情況，往往就很緊張。

女人的腎虛反應在性能力上的症狀，則是會顯得性慾淡漠，對房事缺乏性致，有時房事過後還會出現腰痛、腰痠、乏力、甚至頭暈耳鳴、身體燥熱等，這些症狀都會導致女人對房事沒興趣，甚至是厭煩。可惜的是，初期都被視為更年期的病症，大家也都認為過了更年期就沒事，因而延誤了最佳的調理時機，錯失留住青春的機會。

我總是對病人說，腎對男人女人都一樣重要，是命根子！醫書《醫宗必讀》提到：「先天之本在腎。」是指，腎藏精，主命火，命火為生氣之源，是生命的原始動力。

腎為先天之本，也是五臟之本，人體內有很多的物質養分，都需要靠腎來調節，明代醫家張介賓就說，「五臟為人身之本，腎為五臟之本，故欲長壽，須補腎。」

維繫生命的動力，要靠腎不停的運行，腎安，五臟六腑皆安；腎不好，全身都難安，一旦出現腎虛，男人女人都一樣，衰老得很快。所以，別再以為腎虧只有男人要擔心，女人也一樣，想要維持青春活力，那就陪著老公一起來好好養腎吧！

中醫養腎，未病先防

中醫強調「未病先防」，不要等到身體生病出問題，才注意到保健的重要性。我的病人碰到問題時，最常說「早知道就趕快來看中醫了」，我總是說，人生沒有「如果」或是「早知道」，只有保養之道。未病先防，中西醫都是一樣。最重要是知行合一。

保養身體除了專業醫生指導之外，配合生活飲食上的改善與調理，才是最好的方法，明明知道熬夜傷身體，中西醫都勸大家，不要熬夜，按照天地運行生活，也都很一致的提出保持運動有益身心等養生法，當醫生的，都希望病患乖乖的依照醫囑去做，偏偏不聽話的人居多呀。

以西醫來看，台灣腎臟醫學會建議，預防腎臟病，要做到三少，少鹽、少油、少糖；同時也要三多，多纖維、多蔬果、多喝水。偏偏現代人的作息，都背道而馳。

根據統計發現，台灣的腎臟病患者，八成是外食族，過鹹、過油的飲食，讓腎一直承受極重的壓力負擔，再加上工作壓力應酬喝酒，熬夜等不良作息，讓腎氣不停流失。

飲食口味過重，或是吃太多，對身體只有傷害，沒有幫助，就算是具有療效的食材，一旦過度的烹調、調味，或是過量食用，就是在破壞食材本身的優點，反而加重腎臟器官負擔。

就中醫觀點來看，飲食過鹹、過油，一旦腎無法正常運行，影響腎主水、藏精的功能時，會導致該運送到各器官的水運送不到，該代謝出去的水又排不出去。

當該收納的精氣神留不住，洩得比補得快時，就會出現腎虛。人就會有水腫、黑眼圈、頻尿、生痰等問題。又或者腎功能失常，水拚命流失時，則會出現尿失禁、嘴乾、口燥、眼睛乾燥、皮膚發癢等。

其實，各式各樣不同味道的食物，會進入不同的臟腑，正所謂「五味入五臟」，甘、苦、酸、辛、鹹五種味道，分別影響到不同的臟腑：**甜入脾，酸入肝，辛入肺，鹹入腎，苦入心。**

但是原則還是要把握住，凡事適可而止，過度與不足都會有問題，適量的味道可以調理幫助五臟運行功能，過度則會造成負擔，時間一久，就形成傷害。

現代人的生活，傷腎行徑太多了，大人小孩都一樣，小孩吃太多冰、喝太多冷飲，傷腎，大人喝酒熬夜也傷腎。腎氣在不知不覺中流失，等到出問題時才來檢討，有時真的已經太晚。

要注意腎氣一旦流失，影響的是五臟六腑的養分運行與吸收，腎氣帶頭衰弱，其他器官跟著出問題，形成連鎖效應，所以，要好好的養腎，把腎氣補回來，基礎建得更厚實，就能保住青春與活力。

《黃帝內經》的養生方法，就是不治已病治未病，防範勝於治療，我們了解五臟六腑的各種功能與運行方法後，透過各種方法去達到保養、調養、養生的目的，人生才能輕鬆又快樂。

男人必學，九十歲老教授養腎法

在我的中醫診所裡，常常有年紀大的老伯伯會跑來看診，一開始都說是因為睡不好。大家一定覺得睡不好，可能是心神不寧、用腦過度等有關，其實，老伯伯真正的問題在於腎虛。

偏偏男人只要聽到腎虛，無論年紀多大，都很緊張，還會反駁「不可能，我還很勇哩！」我記得當朋友帶著她七十歲的爸爸來看診時，神情憂慮加上黑眼圈，倦容十足的說，睡眠不好，總是覺得很累無力，還會一直跑廁所，害他都不敢喝水，因此覺得口乾舌燥火氣大。

問診把脈後，我告訴他，因為腎氣不足，影響到泌尿器官及膀胱的功能，造成攝護腺肥大，起初老先生還不承認，於是我一一問他：

半夜都要爬起來尿尿兩次以上，尿尿時總覺得尿不乾淨？

想要尿尿的時候，總要等一、兩分鐘才尿得出來？現在尿尿是不是無法噴很遠，變得又細又弱，還會滴尿？是不是有腰痠，怕冷，四肢冰冷的狀況？

老先生的狀況就是腎氣虧虛的一種，這就是攝護腺肥大。

在台灣六十歲以上的男人，一半以上都有攝護腺肥大的問題，這跟生活習慣及飲食、體質都有關係。再加上牽扯到「那話兒」的事，男人都不太願意承認，總覺得有失雄風，總要到嚴重症狀出現，影響生活時才會求助醫師。

攝護腺（prostate）又稱為前列腺，體積大小跟胡桃很像，位於膀胱出口處，包圍著尿道，最主要功能是分泌部分的精液及激素，可以保護並滋養精子細胞。而隨著年齡漸長，攝護腺體出現組織增生現象，變得肥大，壓迫到尿道，影響排尿的機能，這個毛病幾乎年紀大的男人都會有，和大家都會有老花眼、皺紋很像，所以又被戲稱是男人的「長壽病」。

現在十個男人上門來看診，有九個都有這個毛病，在中醫來說，攝護腺肥大症屬「癃閉」的範疇，主要是因為年老腎氣衰，影響開闔，該開不開，輕則小便不利、點滴短少稱之為「癃」；若小便閉塞，尿不出來，病熱急症稱之為「閉」。兩者都是排尿困難，但輕重程度不同。

水沖加按摩，搞定攝護腺

其實攝護腺肥大的問題，男人早該在未發生時，就要進行預防及保養。我在讀中醫實習時，曾跟著一位老教授看診學習，我發現教授走路很快，手腳很靈活，看得出「腎氣十足」，尤其，看診時間兩小時不用中斷去洗手間，完全沒有老人家的樣子。大家好奇一問，老教授果然有一套「攝護腺保養密方」，延年益壽，維持青春。

老教授的「攝護腺保養密方」：

❶ 洗澡時候，利用蓮蓬頭的強力水柱，去沖下體，從陰囊的根部、會陰到肛門口之間，冷熱水交替，達到紓活血流的作用。

❷ 按摩，蹲下來，手掌從陰囊部位先輕按壓睪丸，若感覺有些痠脹則要稍加使力揉散，之後從腹股溝到會陰部，以打圈圈的方式按壓，將筋結或痠脹揉開，力道由自己感受，天天做，慢慢進步，不要一下子太過強力，反而傷了陰囊。

❸ 泡澡或坐浴，以促進血液循環，來達到活血化瘀的作用。這點不只對攝護腺好，對全身都很好。

❹ 規律早睡的生活作息、不憋尿，房事不可過於頻繁、也不必完全禁慾、避免久坐姿勢、不穿太緊的褲子，以免壓迫到攝護腺等。

❺ 飲食方面要減少冰冷、辛辣、含咖啡因等刺激性食物，可多吃南瓜子、堅果類，或茄紅素的蔬果，例如番茄，有助於攝護腺的保健。

九十歲的老教授，從年輕就開始天天做這幾個養身法，效果非常驚人，從那時候開始，同期的男醫師們，也都開始跟著這麼做，看來男人追求腎好，就跟女人追求容貌一樣重要。

四十三歲險停經，「妖精藥」調理後變美又變瘦

在我的診所裡流傳一種藥方叫「妖精藥」，這是客人自己取的名字，還介紹很多朋友，一來指名說「妖精藥」，我就知道是要來看更年期。

面對更年期的來臨，其實不用太緊張，這是身體循環必經的步驟之一，但我們可以選擇用比較舒服、順暢、開心的方式，去度過更年期。

我記得自己的更年期，大約是在五十三歲的時候發生，那時候最可憐的人是我先生，他得忍受我的更年期症候群，是最大的受害者。

經期亂、熱潮紅、盜汗，胸口悶、燥熱、心情煩悶、情緒不穩定，經常想發脾氣罵人等等，有時突然一下子感到熱，背後就溼成一片，冬天穿了套頭毛衣時，簡直像是被勒住，呼吸不過來，做事完全耐不住性子，動不動就發火生氣罵人，那時候為了一點點雞毛蒜皮的事，我就狂唸，發脾

氣，半夜難睡所以起來走動，也吵到他睡眠，所以說，真正被更年期症候群困擾的人，應該是先生。

不過，有些女性還未到更年期的年齡，卻提早出現症狀，這便是腎虛引起的「早衰症」。來要求我開「妖精藥」的客人就是這種情況，她是個女強人，專門做醫療器材的進口商，經常得台灣、德國、美國到處跑，四處出差做生意。

那次她來看診時，提到前段時間去德國出差遇上大雪，著涼生病發燒，在國外看醫生吃藥就花了十萬元，等病好了，卻發現經期不來了，晚上很難睡，白天會出現熱潮紅、發熱、心情煩躁等狀況。

那時她才四十二歲，壓根不覺得是更年期，後來是因為發胖了十公斤，還高血壓，肥肉全積在肚子，腰間厚厚的一圈，真像游泳圈，她覺得很怪，食量也沒變大，飲食也沒改變，怎麼會突然胖起來？一開始想要減肥，卻用盡各種方法都沒用，這才來找我，把脈問症後才知道是「早衰症」。

這位病患的情況，是還未到更年期的時間，卻出現症狀，最主要的原因是那場感冒發燒生病，將腎氣消耗過度，病後沒有補回來，好好的休息，腎氣流失後，就出現症狀。

那時候我足足幫她治療了三個月，除了吃中藥調理外，還加上艾灸、埋耳針，回家後按摩，泡澡，還有養腎的運動，再加上一些飲食上的調整。終於三個月後，瘦了五公斤，還把青春「生理期」給追回來，變得又準時又舒服。

當時朋友們看到她，覺得怎麼變得愈來愈年輕，皮膚細緻、光滑，精神飽滿、又瘦又漂亮，好奇問了之後，說這根本就是吃了「妖精藥」。後來她還介紹不少朋友過來看。

其實，「妖精藥」的中藥調理基礎，就是在腎，腎是「先天之本」，決定人的先天元氣的強弱，也是收藏先天之精的地方，人的健康、青春、活力都跟腎有關，除了先天具備，後天也能夠靠保養調理去增加，或是保留的更久。

腎精會隨著人體的成長而逐漸流失，流失時就會出現一些衰老的症狀，像長白髮、臉上有皺紋、腰腳無力等等。如果補腎做得好，就能讓青春保留久一些，這就是為什麼有人永遠看來不老，但有人卻在年少就出現老態。

吳明珠的的妖精養生祕訣

① 每天都要睡得好，調整身體好安眠。

② 每天泡澡心情好，促進血液循環、重視保濕。

③ 每星期規律運動，體重管理不要胖。

④ 定期健康檢查，預防勝於治療。

⑤ 身體不適時，食療、中藥、針灸，多管齊下。

⑥ 要活血化瘀、疏肝理氣。

⑦ 喜歡喝豆漿，多吃富含膠質的食物。

⑧ 養生適當中庸即可，過猶不及。

第二章

養好腎，成為人生勝利組

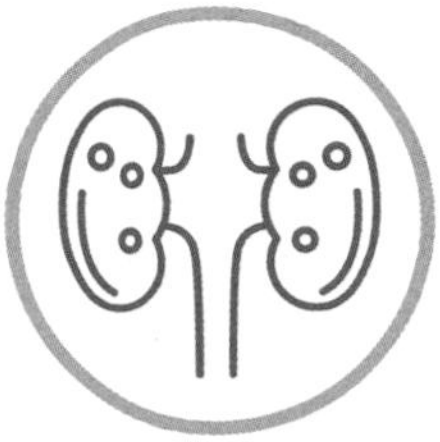

人是由精、氣、神三部分所組成，有了充足的精氣神，就會成長順利，活力十足，精神充沛，元氣滿滿。

而腎是擺放能量的地方，精氣神都儲存在腎裡面，萬一破了，漏了，就會呈現腎虛的症狀。所以，想成為人生勝利組，養好腎是首要任務。

腎是命根子，健康、長壽、子孫滿堂全靠它

無論從中醫還是西醫來看，腎都非常重要，腎好，人生很幸福，腎不好，人生就變得糊里糊塗，變笨變老變膽小，所以，想要知道腎的保養方，就要先從中西醫兩方面來了解腎的功能與作用。

正常人的腎臟形狀像蠶豆，左右各一，位在脊椎兩側，後腹膜下緣，呈現紅褐色，含有豐富的血液，大小跟拳頭一樣，大約120～150公克左右。腎的組織結構稱為腎元，一個腎臟大約有一百萬個腎元組成，依靠腎絲球及腎小管連結起來。

從西醫觀點來看，腎臟主要功能為：

❶ **排泄身體當中，因新陳代謝而產生的廢物，經由血液送到腎臟後，透過尿液排出，達到排泄廢物的功能。**

❷ 調節身體中多餘的水分，腎臟每天過濾大約 160～190 公升的液體，正常人的腎臟，每天應可製造出 1～2.5 公升的尿液排出。

❸ 調節身體的電解質平衡，如鈉、鉀、鈣、鎂、鋅等重要微量元素，維持血液內必要的濃度。

❹ 釋放荷爾蒙，如腎素，是調節血壓必要之元素。

❺ 分泌紅血球生成素（EPO），以刺激骨髓製造紅血球。

❻ 合成維他命 D，幫助維持骨骼的鈣質。

一旦腎臟功能出問題，相關的病症就會出現，包括水腫、貧血、高血壓、軟骨症、骨質疏鬆等問題。

而從中醫觀點來看腎，腎的功能非常壯大，主導著五臟六腑，攸關生命的根本。《黃帝內經》提到：「腎者，主蟄，封藏之本，精之處也。」說的就是腎的主要機能是藏精，主水、納氣，主生殖、主骨生髓，是人體生命之本源，故有「先天之本」的稱號。

《黃帝內經．靈樞》提到：「兩神相搏，合而成形，常先身生，是謂精。……人始生，先成精，精成而腦髓生，骨為幹，脈為營，筋為剛，肉為牆，皮膚堅而毛髮生。」

藏精是腎最重要的功能，「精」指的是精華，其來源分為先天及後天之精；由上述的經文可看出，先天之精來自於父母，也就是男性精子與女性卵子結合的受精卵，與生俱來，就像是遺傳，或是我們常說的，先天體質。

腎是先天之本，脾則是後天之本，我們從外界攝取的食物，經過脾胃的消化、吸收，則是依靠水穀精微，脾胃化生後，供應給五臟六腑，成為臟腑之精，無論是先天或是後天之精，都會被存放於腎。

腎與脾，先天與後天，兩者一定要互相資助，互相支援，互為因果，腎想要輕鬆，脾要努力工作，才有精氣可以補充給腎；脾要輕鬆，腎要把儲存的精氣供應給脾。無論誰罷工，都會引起一連串的後遺症。

存放於腎的精，須化為腎氣，才能提供給全身的臟腑所用，所以，人的生老病死，都與腎氣有關，就像我們說的元氣。元氣充沛的人，五臟六腑功能強大，身體強壯有勁，體力佳，精神好，腦袋清晰，就能輕鬆的面對並處理所有事情。

相反的，當元氣不足時，可能會出現哀聲嘆氣，疲憊不堪，對事不感興趣，無精打采，睡眠不安，失眠多夢，夜尿多等狀況，久而久之，人就會生病，大傷元氣，甚至可能有生命危險。

腎就是收納元氣的地方，元氣也分腎陰氣和腎陽氣，二種元素是不可分開，要陰陽調合，才能促進、協調、加強臟器的功能發揮，讓人可以生長發育，繁衍生息，是生命動力來源，這就是腎臟的「先天之本」與「五臟之本」的由來。

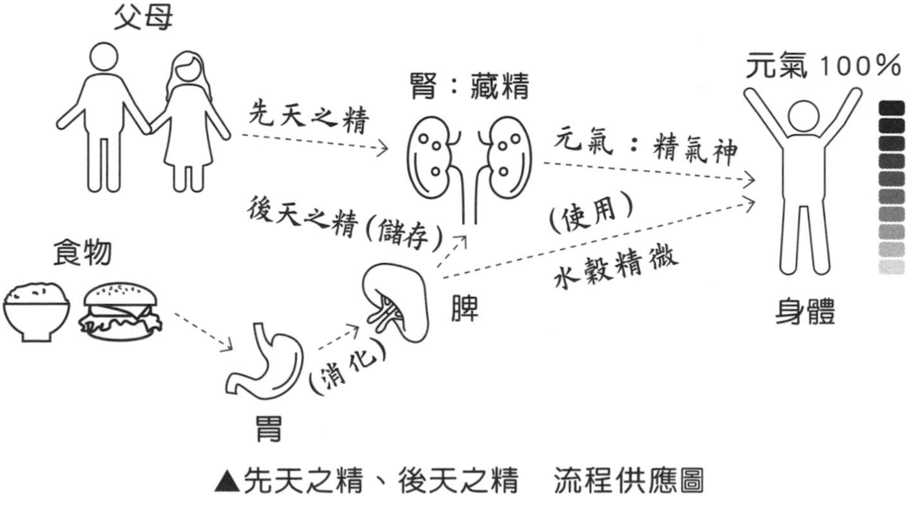

▲先天之精、後天之精　流程供應圖

明代名醫張介賓曾說：「五臟為人身之本，腎為五臟之本，故欲長壽，須補腎。」而依五臟所處的位置來說，腎居於最底層，也相呼應了根本的特性。

古代的醫書及名醫一再指出腎的重要性，無非就是要提醒大家，人生在世除了存錢養老之外，腎氣也很重要，年輕時身體器官功能發揮滿分，有時遇上生病、過勞、體力超支等因素，五臟六腑就會來不及供應，這時候就要動用收藏在腎的元氣。

若從腎提供了元氣，卻來不及補充，甚至動到先天之精時，就是傷了根本，那就是腎虛的開始。這時候要趕快從食物補充，讓脾去化育水穀精微，多餘的再送進腎裡去。

但是補的對不對，補的適不適當，很重要，補錯了，除了虛不受補外，還得花費力氣去幫忙清掃廢物，腎會傷得更重。要如何正確的補腎，我們在第四章會完整的討論。

腎安好，五臟六腑皆平安

腎是五臟之本，五臟之間想要維繫正常運作，都要靠腎臟，因此，我們該進一步去了解，腎與其他臟腑的關係，彼此是怎麼運作的。讓人的精氣神永遠維持在最佳狀態，順勢養生，才是最合乎天地運行的方式。

人體有「五臟六腑」，五臟屬陰，就是心、肝、脾、肺、腎；六腑屬陽，膽、小腸、胃、大腸、膀胱及三焦。而腎具有廣泛的功能。舉凡人的全身發育、泌尿系統、成長衰老、消化呼吸，腎上腺素及腎髓系統等等，都與腎有關係。

腎不只與脾息息相關，也和心、肝、肺，有著密切的相生相依，進一步的去了解，就能更加理解養腎的道理。

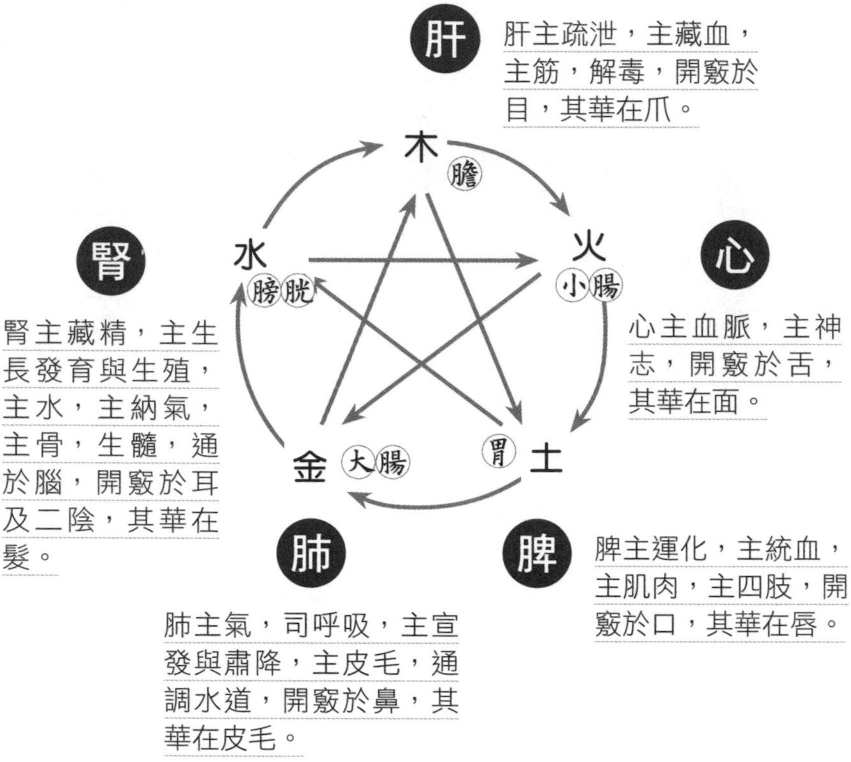
肝
肝主疏泄，主藏血，主筋，解毒，開竅於目，其華在爪。
木
膽
火
小腸
心
心主血脈，主神志，開竅於舌，其華在面。
土
胃
脾
脾主運化，主統血，主肌肉，主四肢，開竅於口，其華在唇。
金
大腸
肺
肺主氣，司呼吸，主宣發與肅降，主皮毛，通調水道，開竅於鼻，其華在皮毛。
水
膀胱
腎
腎主藏精，主生長發育與生殖，主水，主納氣，主骨，生髓，通於腦，開竅於耳及二陰，其華在髮。

▲五行五臟相生關係圖

心＋腎——心腎相濟，夜夜好眠

心臟與腎臟，一個在上，另一個在下，所主管的系統又不相同，怎麼會有關係呢？這是過去大家的想法，一直到近年來，西醫的臨床研究發現，心臟疾病患者常會出現腎衰竭；而慢性腎臟病患最常見死因是心血管疾病，這個發現也讓中西醫有了連結。

就中醫來看，心位於上方，屬陽，五行屬火；腎位在下方，屬陰，五行屬水；心火要降於腎，才能助腎溫腎水；腎水也要上濟於心，防止心陽過於亢。心與腎之間的這種水火升降、互相救濟互相制約，維持腎臟與心臟的協調平衡，並且產生元氣能量。

古人認為：「陽氣盡陰氣盛則目眠，陰氣盡而陽氣盛則寤。」講的就是白天陽氣旺人該醒著，到了晚上陰氣盛，就該好好休息。這些升降的運行，必須依賴心火與腎水的升降互濟，若一方達不到互濟之效，就容易導致失眠。

醫書《傅青主女科》提到：「腎無心之火則水寒，心無腎之水則火熾，心必得腎水以滋潤，腎必得心火以溫暖。」也就是說，心火與腎水取得平衡，相濟相制，人就睡的好，自然能夠健康，延年益壽。

心腎不交的症狀，除了失眠，還有多夢、煩躁、腰膝痠軟、夜晚燥熱卻又手腳冰涼，最常發生在更年期的婦女，以及高血壓患者身上。

心腎不交引起失眠，穴道按摩通經脈

勞宮穴——

穴位　手握拳時中指尖所指手心部位

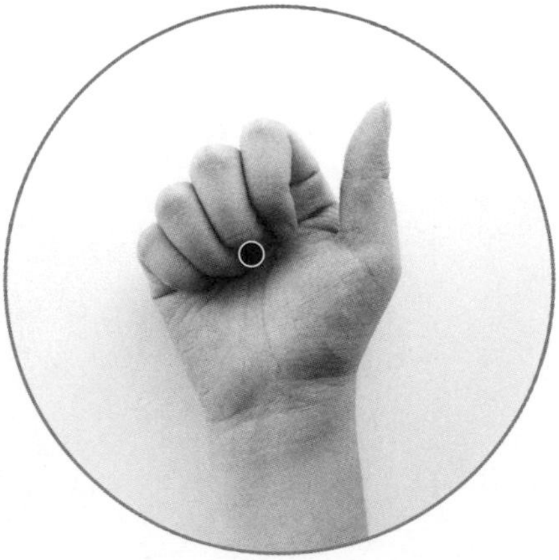

湧泉穴——

穴位　腳趾用力彎曲凹陷處

說明　疏通心與腎的水火之氣機，藉著按摩刺激達到通暢經脈，經脈一通，心腎就可水火交濟，幫助睡眠。

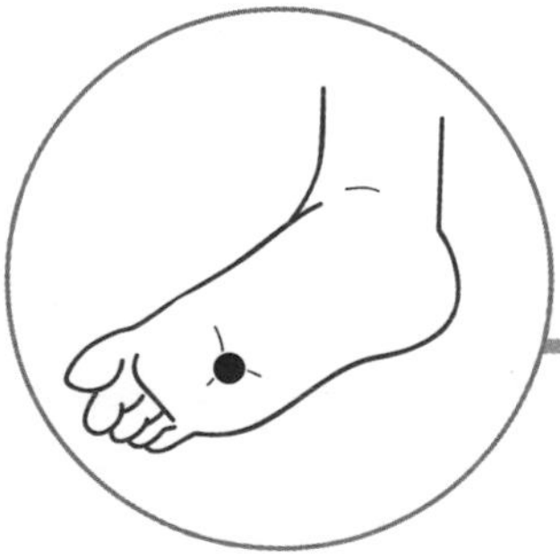

肝＋腎——肝腎同源，月事無憂

當肝生病時，通常腎功能很快就惡化，讓病情更為加重，這在中醫來看，正是肝腎同源的表徵。肝藏血，腎藏精，精血相互滋生，肝血依賴腎精的滋養，腎精又依賴肝血的補充，肝血與腎精相互資生，相互轉化。人體正常運行下，肝臟對腎精有著強大的依賴，腎經離不開肝血的滋養，二者可謂誰也離不開誰。

《素問．五運行大論》中：「北方生寒，寒生水，水生鹹，鹹生腎，腎生骨髓，髓生肝。」也就是說，骨髓是腎生養的，而肝是骨髓生養的，所以，腎肝是同宗同源。

從五行上來看，肝在五行屬木，腎在五行屬水，水生木。肝主疏泄和藏血，腎陰能涵養肝，使肝陽不致上亢，肝陰又助腎陰的再生。五行學說而言，水為母，木為子，就是母子相生關係。

腎陰和肝陰是相互滋養。腎陰不足時，肝陰也會不足，導致肝腎陰虛，陰虛而陽亢，肝陽上亢，肝火就旺盛，會出現頭暈目眩、面紅目赤、口乾心煩等相關症狀，就是俗稱「肝火旺」。

另外，肝腎精血互生，健康情況下，腎精充沛有助於生養肝血，而肝血充足也有利於補充腎精，達到精血同源，一旦有一方出現虧虛，就會失調，最容易出現的症狀，就屬頭昏頭暈、眼睛昏花、白髮蒼蒼，女性月經失常，男性性功能障礙等。

肝腎精血互生，黑豆紅棗湯益肝養血

黑豆紅棗湯——

材料 黑豆50公克，紅棗20顆

作法 將黑豆用溫水泡發，連同紅棗一起放入鍋中，加水1公升。用小火煮約10分鐘即可食用。

功效 補腎、益肝、養血、潤燥、烏髮、美容等，若有少年白者，可常煮來喝。

說明 中醫認為，色黑者入腎，黑色屬水，水走腎，因此黑豆有補腎作用，加上，黑豆形狀與腎相似，故黑豆有「腎之穀」之稱，有著以形補形之效。

• 痛風、脹氣者不宜服。

腎＋肺——肺腎交合，氣定神間

肺為水之上源，腎為主水之臟。肺主一身之氣，水液須經過肺氣的宣發和肅降，才能達到全身各個組織器官，並且往下輸入膀胱。而腎陽為人體諸陽之本，透過氣化作用升降水液，肺與腎要相互配合，才能維持體內的水分、鹽分等代謝平衡。

《素問．水熱穴論》提到，「其本在腎，其末在肺，皆積水也」，若通調水道失職，必累及於腎，肺腎相互影響，導致水液代謝障礙。

一旦作用失調，水鹽代謝失效，塞在體內排不出來，就會造成尿少、喘促、水腫等症狀。若肺陰得不到腎陰水氣的滋養，熱氣散不掉，水液不夠，就會出現潮熱、盜汗、乾咳、音啞等症狀。

從五行來看，腎屬水，肺屬金，金能生水，水能潤金，五行相生的關係，也稱為母子關係，即腎肺相互依存，相互影響。具體來說，肺是主呼吸的器官，運作方式是吸入清氣呼出體內濁氣，來完成新陳代謝的功能。

但呼吸不能單靠肺，須有腎的納氣，受納，固攝才能完成。正確的呼吸系統，是肺吸入氣而下歸於腎，由腎將之攝納，呼吸才能均勻暢通。醫書《類證治載》就說明這一點，「肺為氣之主，腎為氣之根，肺主出氣，腎主納氣，陰陽相交，呼吸乃和。」

如腎氣虛衰，納氣功能減退，出現腎不納氣，攝納無權等症狀，則肺會吸氣困難，呼多吸少，就可能出現氣喘病變，這就是所謂「氣不歸元」。像是年老者的慢性支氣管炎、肺氣腫、肺心病等，都屬於腎虛氣逆的病症，也就是腎不納氣所致。

黃耆補氣強，從脾胃補到腎

黃耆茶——

材料　黃耆10克，茯苓15克，炙甘草5克

作法 將所有材料放入容器中，沖入熱水，可依個人口味調整濃淡。

功效 歸脾、肺經，補氣升陽，利水消腫，益衛固表，托瘡生肌。

說明 黃耆在中藥界有「十藥九耆」之說，因為黃耆補氣作用很強，補而不燥，所以，當腎氣不足時，脾胃運化不良，就用黃耆補氣，雖然補的是脾胃，因脾胃乃後天之本，與先天之本的腎可相呼應，故補脾胃之氣，其實也是補腎氣。

中醫常用 ①升提補氣。加山藥、升麻、巴戟天，治胃下垂。

②久瀉不止。加白朮、山藥。

③固表止汗。加白朮、防風。

④利尿消腫。加茯苓、玉米鬚。

•感冒、發燒、咽喉腫痛禁服此道茶飲。

腎氣足，長得高、成績好

大家都覺得記性不好，變遲鈍，是因為老了；很多媽媽會覺得，生完孩子後，頭髮變少了，人也變笨了；或是常常熬夜看書準備考試的學生，拚了一整晚，考出來的成績卻更爛。

其實，上述的狀況，都不是真的變笨，有可能是腎虛引起。台灣醫學界就曾有研究發現，女性若患有慢性腎臟病，且病情達中度者，認知、記憶力、辨識能力都會變差。醫學界也發現，洗腎病患當中大約有一成的人，會出現失智症。

記憶力衰退、記性變差、反應不好等，都不是變笨，有可能是腎虛引起。《素問．靈蘭祕典論》說，「腎者，作強之官，伎巧出焉。」意思是指，腎氣充足飽滿的人，精神旺盛精力充沛，意志堅定，做事有毅力，分析能力，識別能力及判斷能力皆很強，創意也多。作用力強大，故能「作強」。

所以，一個人不會是天生就笨，若有感覺突然變笨，或是記性變差的人，一定要多注意腎。《黃帝內經》也說，「腎主骨生髓通於腦」，意思就是指腎臟能藏精，精能生骨髓，腎的功能好壞，影響著骨髓再生的能力以及作用力。

有的人原本記憶力很好，但是現在記憶力日漸減退，也有人總是注意力不集中，常常感覺到疲勞，這就是腎虛的症狀。腎虛，腎精就不足，無法生出腦髓供應給腦，只好停工，這時就會出現記憶力減退、智力活動下降的現象。

腎精不足，髓海空虛，腦袋沒有東西可供應，就會出現頭暈耳鳴，目無所見，懈怠安臥的狀況。《醫方集解》就說，「腎精不足，則志氣衰，不能上通於心，故迷惑而善忘。」

腎氣不足的人，也會變得沒有自信，失去鬥志。《素問．宣明五氣篇》說，「腎藏志。」也就是說，腎臟蘊藏人的「志」在內，如果腎臟功能強，腎氣疏通流暢充足，人的行為意志力就會變得堅定，反之，腎臟功能有問題，腎氣紊亂，這時候會感到驚恐。

腎氣足有志，不足則恐。恐是一種恐懼害怕的情緒，對身心是不良的刺激，驚恐雖屬腎，但心主神志，心藏神，神傷心怯而恐，恐則氣下，也就是說，當人在恐懼時，心的氣機閉塞住，讓驚恐之氣往下，則下焦脹滿，甚至遺尿，這就是受到驚嚇會尿褲子的原因。

中醫認為，人的智慧與腎有著緊密的關係，因為「腎主骨生髓通於腦」中，所指的「髓」，根據分布位置不同，分成腦髓、脊髓、骨髓。藏於脊髓管內的髓稱為脊髓，脊髓上通腦髓，下貫尾骶，藏於骨腔內為骨髓。

我們都知道，人體是非常精密的個體，從中醫來看身體的運行，靠五臟化生氣血、元氣等營養物質，送至各系統，從上到下，包括腎精上充於腦，大腦活動才能正常。

醫書《醫學心悟》中也指出，「腎主智，腎虛，則智不足」，也說明了腎精對大腦確實造成影響。所以，腎的氣血飽滿，腦袋才會清楚，精力充沛。

腦的養分來自腎精，中醫稱為「髓海」。有人經常感覺疲勞，反應遲鈍，如果是年輕人或是沒有其他原因，則都是腎虛的表現。如果腎精虧虛，腦髓不旺，處事會優柔寡斷，精神萎靡不振，神情呆滯；如果腎精足，腦髓充滿，就會展現足智多謀，活動敏捷有力，差別很大。

中醫一直強調，腎為先天之本，有主骨、生髓的功能，通於腦，其華在發，大腦的發育及功能與腎密切相關。《黃帝內經．靈樞．五癃津液別》指出，骨髓與腦髓同源，為脾的飲食水穀所化生的精微物質，「五穀之津液，和合而為膏者，內滲入於骨空，補益腦髓。」

古代名醫張景岳：「凡骨之有髓，惟腦為最巨，故諸髓皆屬於腦，而腦為髓之海。」髓與腦的成分一樣，是精華匯聚成型為腦，功能主宰一切，為最高統帥。所以，想要孩子愈來愈聰明，最佳做法就是把腎養好。

有句話是「三歲看老」，意思就是看小時候的樣子，就可看出這個孩子未來的成就，**中醫認為五臟與人的精神活動、思維有密切關係，心藏神、**

肺藏魄、脾藏意、肝藏魂、腎藏志，志就是志向與智力。

一個頭腦清楚聰明的人，才會有遠大的理想，以及堅定的志向。從中醫觀點來看，這些都由腎來決定。**腎精充足的孩子，從小就會表現得智力超群，理解力過人，還有敏捷的思考力。**

除了變聰明外，想要長高，也要好好養腎。**骨骼要強壯，得依靠腎精化育而來的骨髓**，那是必備的營養液，要是缺乏時，骨骼想要長卻找不到養分，就會停止長高，或是腎拿出先天之精來用，這時候人會變瘦變虛弱，因為入不敷出，最後的本錢先天之精都拿來用，人就會生病。

所以，在孩子正要長高長壯的時候，給予補腎的食材良方，補充滿滿的腎氣，讓骨髓得到最佳的支持能量來化育，加上運動，在現今良好的成長環境當中，身高要長到一百八絕非難事。

腎精可以生化骨髓，但當人老了時，腎氣開始衰弱，腎精來不及補就會虧空，骨髓也跟著不足，這時候大家會感覺，動不動就腰痠背痛，手腳也卡卡的，沒有年輕時靈活，時間再久一點，就出現骨質疏鬆症、骨頭痛、骨折、牙齒鬆動脫落等等症狀，這些不是老了引起的，而是腎虛的關係。

長期壓力大會影響記憶力，也難以發揮個人潛能，因此，除了減少壓力的來源，也要注意補腎，如此能夠提升記憶力，還能讓自己的潛能發揮的更好。所以，孩子在成長求學過程中，想要長得高，又要聰明，就要讓他生活作息正常，絕對不能熬夜，飲食上也要多加注意，多補充養腎的食材，以鼓勵代替責罵，避免驚嚇孩子。

另外，長期睡眠不佳的人，總顯得無精打采、健忘，對任何事都沒興趣，這種情況就是腎虛，除了改善睡眠品質與習慣外，也要補腎，這樣才能改變整個人的健康狀態。

容易被忽略的男性更年期

診間故事

李先生是外商公司的業務經理，才剛過四十二歲，頭髮就變得稀疏，隱約見到了頭皮。他常自嘲說，自己是聰明所以絕頂。

李太太說，以前先生是個脾氣好的男人，怎麼今年才過了生日，性情卻變得暴躁，常莫名奇妙發火，一回到家，吃飽飯，坐著就可以打瞌睡，變得很容易疲累。

本來以為是工作太累造成，但脾氣古怪的情況愈來愈嚴重，簡直不可理喻，快要鬧家變，李太太才跟先生討論，要去看醫生找出原因，後來做了全身健檢後，發現居然是更年期，李太太特地帶著他來看診，想要透過中醫調理，他一開口就說，「我才四十二歲耶，怎麼可能是更年期，何況男人居然也有更年期？」

診間故事

王伯伯一直都以脾氣暴躁出名，說話大聲，平時很省，三餐常以饅頭或是清粥配菜，捨不得多花一點錢吃好一些。雖然吃得很簡單，身材卻很走樣，肚子很大，頭髮從年輕時就少年白，他常說，這是家族遺傳，沒辦法。

今年王伯伯已經六十五歲，因為睡不好，脾氣變得更壞，常起床就臭著一張臉，心情陰晴不定，前一秒說說笑笑，後一秒就板起臉訓人，常和老婆吵架，孩子也都不敢跟王伯伯親近，從小到大，總覺得爸爸很難理解難相處。

王伯伯最氣的是，半夜都得起來尿尿，去了廁所後又尿不出來，一站就是五分鐘，愛睏又想尿，常站著打瞌睡，弄得生活品質愈來愈差，而半夜頻尿起床一夜至少三次以上，也讓他老婆睡不好，氣得跑去隔壁房間睡覺。

其實，王伯伯自己覺得很冤枉，明明也沒什麼事，心裡就一把無心火想要燒起來，明明想要好好說話，卻聽不到兩句話，就沒耐心了，有時沒運動，坐著也會流一身汗，沒喝什麼水，尿意也一直出現，弄得家庭失和，孩子老婆都不理他。王伯伯終於受不了了，跑來看診，開口就問，「膀胱無力要吃什麼藥？」經過把脈問診後，才發現就是男人的更年期。

——*——

其實，男女都一樣，腎氣衰弱都會出現早衰的情況，像李先生的頭髮少，精神不佳，心情煩燥等，都腎虛引起，因為腎其華在髮，一旦腎氣不足，就無法滋養頭髮，就會出現掉髮及稀疏情況，而這些也是腎虛給予主人一個警示，提醒他該注意一下。

男性的更年期是荷爾蒙的睪固酮逐漸減少造成，跟女人一樣，身體因為少了荷爾蒙後，開始出現變化，睪固酮的減少，除了會影響生殖功能外，其他機能也跟著受影響。所以會出現一些症狀：

❶ 性慾減退，勃起障礙。

❷ 掉髮，頭髮變細，稀疏。

❸ 內臟脂肪增加，開始胖小腹。

❹ 骨頭疼痛，膝蓋無力。

❺ 貧血。

❻ 頻尿，夜尿等。

❼熱潮紅，冒汗，爆熱。
❽心情不安，煩躁，抑鬱。
❾失眠。

男人到了中年，有工作壓力，又有家庭重擔，經常起早趕晚的，沒有好好休息與吃一頓飯，又得喝酒應酬熬夜，種種不好的生活習慣，讓腎氣不停流失，又來不及補，結果就提早進入早衰症，更年期開始折磨人。

其實，四十二歲的男人才正值壯年，更年期確實太早，所以，只要好好調理，好好休息，吃對食物，用好方法，男人才能氣血充沛，精力旺盛，就算是更年期，也不會有症狀出現影響生活。

男人女人都有更年期，一點都不稀奇，因為老祖宗早就清楚告訴我們。《黃帝內經》文中提到，男人的生命數是「八」，女人的生命數為「七」，清楚說明男人女人在生命成長過程，伴隨腎氣的盛與衰，由此可見，腎對人的一生非常重要，養腎從小到老，愈早開始愈好，年輕力壯，意志堅強，雄心壯志都能發揮，更重要的是人老得愈慢，留住更美好的歲月與青春。

過去談到更年期，都以女性為主，其實，男人也有更年期，差別在「停經」，女人因為面臨亂經、停經階段，所以，很明顯的知道更年期到了。

男人的更年期症狀其實和女人都一樣，除了沒有「停經」。生理症狀像是失眠、疲倦、潮熱盜汗、胸悶心悸、皮膚乾癢，凡事提不起勁，心理症狀包括憂鬱、焦慮、健忘、注意力不集中、情緒不穩定、易怒等，而讓男人緊張的症狀，卻是性功能減弱，性慾降低及勃起困難等狀況。

男人對於性功能減弱非常在意，就跟女人碰到停經感受一樣，我碰過病人，六十五歲的老伯伯來看診，他已經一臉憔悴，黑眼圈，皮膚乾燥等，很明顯是更年期的症狀，但他開口問的卻是「性能力出問題」。

我很耐心的解釋是更年期的症候群之一，他還當場發脾氣罵人，「我又不是女人，哪來更年期！」後來，經過三個月的調理，症狀大大減緩，人也開心多了。其實，無論是男女的更年期，都跟腎的衰弱有關，只要依照《黃帝內經》的教導，重小開始養腎，好好調理補腎，更年期也能安心的度過。

容易被輕忽的男性更年期症狀

您正在更年期嗎？請參考以下情況，只要達到其中三項，就是進入更年期，及早補腎，六十歲還是一條活龍喔！

- ☐ 無故盜汗、心悸、頭暈
- ☐ 心情起伏很大，時而暴怒，有時沮喪
- ☐ 沒性慾，或勃起不硬
- ☐ 頻尿
- ☐ 睡不好
- ☐ 皮膚乾癢
- ☐ 食慾不佳
- ☐ 健忘
- ☐ 經常覺得腰痠背痛
- ☐ 發胖，尤其是肚子堆積肥肉
- ☐ 掉髮，髮變細

男人以八為界，養好腎六十歲依舊是一條活龍

從中醫觀點來看男人的更年期，《黃帝內經》提到：「丈夫八歲，腎氣實，髮長齒更。二八腎氣盛，天癸至，精氣溢瀉，陰陽和，故能有子。三八腎氣平均，筋骨勁強，故真牙生而長極。四八筋骨隆盛，肌肉滿壯。五八腎氣衰，髮墮齒槁。六八陽氣衰竭於上，面焦，髮鬢斑白。七八肝氣衰，筋不能動，天癸竭，精少，腎藏衰，形體皆極。八八則齒髮去。」

成長過程中，男孩發育比女孩慢，要到八歲開始換牙，比女生晚一年。男人精血充足的表現，是頭髮直挺粗壯，想想看，小男孩是不是頭髮長的特別快，幾乎每一個月要去理髮一次，這就是精血充足的表現。

有些孩子在換牙時，換得很慢，牙齒搖半天還掉不下來，有些男孩八歲了還會尿床，或者常常尿急憋不住尿，那就是腎虛，只要腎氣足了，換牙憋尿都很輕鬆。

「二八」是男人最重要的一個階段，男孩與男人的分水嶺，這時候男孩腎氣強，腎氣盛大充盈，開始有第二性徵出現，包括長喉結、變聲、長鬍子，骨骼也會變得粗壯，個子抽高，開始有男人的性徵。

這裡有提到一個名詞「天癸」，男女都有。所謂「天癸」，中醫認為是一種調配男女生殖能力、性欲望的天然物質，由腎所製造出來，稱為「真精」，在男人身上接近「睪固酮」的作用，女人則是「雌激素」，天癸伴隨著年齡，會漸漸減少，甚至不見，等於腎的真精消耗完畢，所以，養好腎，製造更多的真精，能讓更年期更慢來臨，讓青春停留久一點。

現代人早熟，有些男生可能在十六歲時就開始有性經驗了，但是，就中醫觀點來看，這時候生理發展還在持續，若把精與氣省下來，把能量提供給身體其他器官發展，無論是身體、心理或是智力等都會得到很大幫助。

男人達到成熟的年齡是在二十四歲，把腎精分在全身，使得筋骨勁強，這時候會開始冒智齒，長智齒正是腎氣足的表現，就是《黃帝內經》所說的，「故真牙生而長極」。回想看看，你是幾歲長智齒的呢？

所以，男孩子在二十四歲前，如果能夠調養腎氣，達到平均，讓腎變實及盛，就能繼續長高長壯及長智慧，而過了二十四歲，可就定型了。

三十二歲時，腎的精氣，不再需要用在長高發育上了，接著就會去充實身體的各個部位，使筋骨隆盛，肌肉滿壯，展現很強的男性魅力。這時候精力滿滿，意氣風發，拚事業追女友拚家庭，都非常帶勁，完全不會有倦容。

不過，最顛峰就在三十二歲了，接下來四十歲，又是另一個分水嶺——生理機能開始走下坡。這時男人會開始有掉髮、齒搖易碎等毛病出現，這時候的養腎補氣，目的在於將腎的精氣留住，那麼就能老得慢，維持更久的青春。

四十八歲的男人，臉上開始會出現皺紋、黑斑，這是因為腎氣不足，無法將陽氣精華往臉上送。

人的臉上有六條經脈，走的全是陽氣，包括膀胱經、膽經、三焦經、大腸經、小腸經、足陽明胃經等。當陽氣足時，這些經脈運行順暢，人看起來滿面紅光，皮膚緊緻，五官立體；但是若不懂調理養腎的人，天天都像沒洗臉似的，臉色焦黑、灰暗。

而五十六歲的男人，肝氣衰，筋不能動，天癸竭，精少，腎臟衰，形體皆極。正是男人面臨更年期最嚴重的時候。這時候男人性能力出現問題，是因為這是身體自我保護的調節力。

男性更年期可以這樣做

① 運動：更年期易胖，要以運動來鍛鍊身材，也加強腎經的運行。

② 睡前泡腳＋按摩足底湧泉穴：促進心腎相交，陰陽合抱，一夜好眠。

③ 吃飯七分飽，多吃全穀雜糧，增強脾胃吸收轉化元氣。

④ 主動去檢驗睪固酮濃度，以確認身體狀況，安其心。

⑤ 補充鈣質，蔬菜，以及鋅、硒、鎂、維生素Ｄ等必要元素。

隨著年齡增長，腎氣流失比補充還多時，身體會啟動保護機制。陽萎就是在保護精華的反應，阻止精液再漏瀉太多。如果這時候非要發生性行為，無論是藉由吃春藥或是強補腎藥的方式，都是在過度超支身體精華元氣，把倉庫存糧預支來用，這種作法，只會延伸出後續更多問題，而後果就是自己要承受。

男人到了六十四歲時，依據《黃帝內經》，是該腎主封藏，這時候男人沒有精，還會掉牙及掉髮。中醫強調，腎的先天之精是固定的，是生命的根基，年輕時腎的轉化能力，能夠補充更多腎氣供身體使用，但是，當人老了，腎也不再年輕，甚至功能也下降，要再產生精力也很有限，這時候如果還不節制，就等於入不敷出，一直在吃老本，身體就會愈來愈走下坡。

黃帝內經教我們：「腎者主水，受五臟六腑之精而藏之，故五臟盛乃能瀉，今五臟皆衰，筋骨解墮，天癸盡矣。故髮鬢白，身體重，行步不正，而無子耳。」

這段說的是男人過了六十四歲後，就該節度，腎及各臟腑的精華都必須慢慢消耗，這時候吃東西要有所節制，補充腎精，另一方面則不要讓腎精再漏。所以，飲食時要避免需要消耗精力去消化的食物，避免大魚大肉、暴飲暴食，更要避免刺激性飲品。

男性專用：更年期茶方

杜仲黃耆甘草茶

材料 杜仲 5 克，黃耆 3 克，甘草 5 片

作法 將所有材料放入鍋中，加入 1 公升的水，以大火煮沸後關火燜即可飲用。

功效 補肝腎益精氣，壯筋骨，補充更年期期間的腎精不足的狀況。

- 這道茶飲適合男性在更年期期間常飲養身。

男性生命數	黃帝內經經文	建議
八	腎氣實，髮長齒更	少吃糖、少喝冰水，補脾胃，加強腎氣補充與吸收。
二八	腎氣盛，天癸至，精氣溢瀉，陰陽和，故能有子	勿行房，保留精氣供身體生長茁壯，適當運動及充足睡眠，長高長壯及性能力打底。
三八	腎氣平均，筋骨勁強，故真牙生而極	持盈飽滿，身體結實，加強補腎，運動按摩，以穩固腎精。
四八	筋骨隆盛，肌肉滿壯	腎精已達顛峰，開始往下，養身方宜。
五八	腎氣衰，髮墮齒槁	開始掉髮，禿頭，腎氣外洩，故加強補腎方，可延緩腎衰狀態出現。
六八	陽氣衰竭，髮鬢斑白	膽氣衰竭，心情易受驚擾，故應安定心境，平心靜氣，養氣補腎。
七八	肝氣衰，筋不能動，天癸竭，精少	行房節度，節欲，常拉筋。
八八	齒髮去	飲食節度，保留真精維繫生命力。

▲男性生命數之變化及建議

女人養好腎，安度更年期

診間故事

江太太今年四十八歲，卻已經停經一年了，來診所看診時，還一直希望能催經，因為她不相信居然自己這麼年輕就進入更年期。但她也提到，雖然沒有什麼更年期症候群的症狀，但可以很明顯感受到，她變得對房事沒有興趣，原因之一是行房的過程中會痛，所以，總是會避開與先生同時上床的時間。

江太太說，家族裡的姊妹們都是過了五十歲才開始有更年期亂經情況，為什麼她會這麼早？而且她平時都有在吃更年期前的保養品，卻一點效果也沒有，不來還是不來。她覺得很擔心，也很煩，一個是行房潤澤度不夠的問題，另一個則是怕更年期時老得快，所以才會來看診，希望把青春找回來。

問診後發現，其實江太太的生活作息非常不正常，年輕時曾流產過兩次，生過一個小孩後，之後再懷孕，因沒有心跳，於是進行人工流產。

江太太開了個人工作室，專門接設計案，總是會等到夜深人靜時才會開始工作，長期日夜顛倒，再加上工作壓力，以及減肥等等因素湊在一起，經常一天只吃一餐，天天至少三杯咖啡下肚。

而江太太的經期，從四十五歲開始亂，不像年輕時每個月準時報到，天數與量也減少許多。直到四十七歲後，就突然都沒來了。她也曾去看過婦產科，吃藥打催經針，卻也都沒有效果，所以，才會來診所，希望藉著中醫調理，找回青春。

診間故事

艾莉是五十歲的單身女子，沒有生過孩子，從去年開始，就覺得非常燥熱，夜裡很難入眠，冬天時明明很冷，她還是得要開電風扇才能舒解燥熱感。平常上班時，到了下午三點左右，背後就有一陣熱感上來，彷彿是有人打開了火爐，讓她背後汗如雨滴，甚至有時汗多到衣服會溼掉。

過完五十歲生日後，艾莉時常感到心情沮喪，休假日就覺得全身疲憊，滿滿的無力感，常常會一個人躲在房間裡，睡上一整天，完全沒有外出的興致。而最明顯的感受，則是膝蓋及腰很無力，以前上廁所時，站蹲都很輕鬆，現在蹲下去居然站不太起來，得要用手扶著才有力氣。

更氣人的是，明明就吃不下，吃得少，居然還一直胖起來，肚子一圈軟趴趴的肥肉，坐在椅子上，肥肉就明顯的垂了下來。即使做了好多運動想要瘦肚子，累得半死，肥肉依舊沒有消去，反而有愈來愈大的情況。

最近，燥熱、流汗、心情沮喪、疲倦、胸悶、厭煩、肥胖、脾氣暴躁等等情況愈來愈嚴重，所以趕緊來看診，希望尋求中醫來紓緩更年期的症狀。

—— * ——

在中醫來看，前面的兩個個案，都是更年期症候群，以江太太來說，雖然不到五十歲，但她的生活作息不正常，長期熬夜最傷身體，在入不敷出的情況下，早已傷腎，也讓自己長期處於腎虛的情況。腎一虛，其他的臟腑也會接應不上來，這是惡性循環，久了自然會反應在身體上。

而艾莉的更年期症候群愈來愈嚴重，其實是更年期的最高峰，至於會維持多久，在一般沒有刻意進行調養情況下，要看個人體質才知道會拖多久，有人身體基礎好，很快的一年時間，不知不覺就度過更年期，沒有絲毫的不舒服，但也有人被折磨好幾年。而無論什麼症狀情況，只要好好面對，積極去進行調理以及在生活上做出改變，每個人都能夠好好度過更年期。

更年期不可怕，在中醫理論來說，就是因為先天腎氣衰退所造成，而形成的腎虛不同的情況的體質反應，如火熱、痰濕、寒毒、血瘀、氣瘀等等，所以才會有諸多症狀出現。運用中醫的調理，其實是希望讓自己的更年期過的更好，不必忍受不舒服的過程，也能迎來美好的更年期喔。

腎對於人的成長非常重要，《黃帝內經》當中的《素問．上古天真論》把女人從小到老，依天地循環升起降落，寫在經文之中，每一個年歲都有其成長重點，而腎是主導方，由此可見，腎對人的一生多麼重要。

「女子七歲，腎氣盛，齒更髮長；二七而天癸至，任脈通，太脈衝盛，月事以時下，故有子。三七腎氣平均，故真牙生而長極；四七筋骨堅，髮長極，身體盛壯。五七陽明脈衰，面始焦，髮始墮。六七三陽脈衰於上，面皆焦，髮始白。七七任脈虛，太沖脈衰少，天癸竭，地道不通，故形壞而無子也。」

文中所到的「天癸」是一種腎所產生的真精，能夠生育後代，但當沒用上時，就會排出來，就是每個月的月經，而到了七七，四十九歲的階段時，天癸竭，也就進入更年期。

每七年，女人的生理會起大變化，七歲時，女孩的腎精轉成腎氣，開始啟動，所以，小女孩都會在六歲開始換牙，比男生換得早，同時頭髮也會開始變長變黑，這都是因為腎開始啟動。這時候要注意孩子的發展狀況，養好腎氣，才會有好的開始，腎氣足，女孩就能變成漂亮女人。

二七是十四歲的女孩變少女，這時候體內開始雌激素的滋養，生理和心理開始有了變化，任脈及太沖派也開始運行，也就朝向女人前進，也就是月經。

女人月事是非常重要階段，但二七是剛開始運行，腎經所產生的腎氣，帶領著經脈去運行轉變，胸部會開始發育，身體會出現陰性特質，這時候補腎很重要，助一臂之力，可以讓女孩長得更美更好。

不過，這個階段正在打底，建立孕育根基，未成熟的個體不適合生育與性生活，早期的婦女習慣早婚，在未成熟時去生小孩，讓腎超支工作，容易埋下病根。

吳明珠的養髮茶

首烏生地茶

材料	何首烏 8 克，生地 5 克
作法	將材料放入杯中，加入 500 毫升的熱水沖泡，待溫涼即可飲用。
功效	何首烏味苦甘澀，性微溫，能養血，補肝腎；生地性涼味甘，助強心養腎，多喝可養髮。將何首烏和生地沖泡成茶飲用，補腎氣，使氣血順暢。

• 腸胃虛弱者可加入山藥 3 錢（10 ～ 15 克）。

三七，二十一歲的女人，生理發育達極限，腎精平均分在到身體各個部位，這時候的女人，身體內外都會呈現最佳狀況，觀察二十多歲的女孩，皮膚緊實、胸挺屁股翹，臉色紅潤，唇紅齒白，髮長黑亮等。這時候女孩不化妝都漂亮，不說話都能吸引男人多看一眼。

這個時候的女人，最適合生養下一代，當女人開始有月經後，要好好的保養，尤其是每次月經的前後，做好補腎調理，避免喝冰水及傷腎行徑，最後受惠的還是自己。

做好月經前後的保養調理，可讓自己變美變漂亮，受孕容易，懷孕時期也輕鬆，最重要的是，更年期會來得更晚，保存更久的青春年限。

四七階段的女人，處於最成熟階段，停止長高換牙，所有的腎氣會進到身體的各個階段，這時候體力最佳，腦袋最清楚，反應最靈敏，膽識與自信心也最強大，很多女人的事業開始走高峰，都會在這個階段。

五七、六七的階段，女人開始走下坡，也就是大約從三十五歲開始，到四十九歲前，這時候若能把胃經和大腸調理好，就能留住青春，衰老不會出現在臉上。不過，這段時間，正是許多女人為了工作、丈夫、小孩多頭蠟燭燒的勞累階段，若是沒有好好養護，就會老得更快，傷得更重。

哪些狀況的出現代表正在邁向衰老狀態呢？掉頭髮、臉上長皺紋、斑點、白髮、肥胖、腳無力、胸變小，皮膚變差又變黑等等。這些症狀都在告訴女人，你的腎氣一直在流失。

特別是喜歡吃冰，或喝了太多冷飲及糖水，使得身上的經絡運行受到影響，加上腎氣不足，經絡只好停擺，例如便祕是很多女人年紀大都有的毛病，依中醫看法，這就是腎虛讓陽明大腸經停止運行，所造成的毛病。

中醫認為這些階段都是息息相關的，一個環節影響下一個環節，有前因才有後果，所以，家裡有女兒的，一定要從小帶著她好好養腎，好好度過每個七的階段，就能養出一個如花般美麗的女兒。

七七是四十九歲，是開始閉經，也就是停經的時間，這個時候因為腎精不足，漸漸無法把元氣升華到身體各個部位，產生天癸。腎精愈來愈少，月經就從每個月一次，開始亂經，三個月一次，甚至是半年來一次，到最後終於停止，這是合乎人體的自然現象。而更年期就是指這個期間不舒服的種種狀態。

《黃帝內經．素問．上古天真論》提到：「女子二七而天癸至，任脈通。太衝脈盛，月事以時下，七七（四十九歲）任脈虛，太衝脈衰少，天癸竭，地道不通故形壞而無子。」中醫認為天癸是指促進人體生長、發育、生殖功能等，以維持婦女月經和胎孕所必需的物質。主要來源於腎精，並受後天水穀精微（飲食營養）的滋養。更年期後腎氣衰弱，腎精不能充盈衝任二脈，會導致衝任失調，身體出現陰陽失衡，進而使臟腑功能不和，所以會發生耳鳴、心悸、失眠、煩躁、易怒、烘熱、汗出、臉潮紅等症狀。可以透過中醫的調理衝任，除了能使失序的臟腑功能重新達到平衡，讓更年期的不適獲得有效緩解外，更能獲得好的生活品質及延長壽命。

女人就該好好運用更年期過後的自己，畢竟擺脫懷孕生子，哺乳的壓力負擔，是時候為自己而活了，只要懂得這一點，女人在度過更年期後，會活得比男人還久。

女性生命數	黃帝內經經文	建議
七	腎氣實，齒更髮長	少吃糖、少喝冰水，多運動，早睡，睡眠超過八小時以上。
二七	天癸至，任脈通，太脈衝盛，月事以時下，故有子	充足睡眠八小時以上，尤其是晚上十點後的這段時間。經常運動，避免生冷飲食，做好保暖，少露出膝蓋及肚臍，才不會讓寒氣入侵。
三七	腎氣平均，故真牙生而長極	女性最美的塑型期，包括身材臉型及體質，勿熬夜，生冷勿食，打下好的基礎，讓形體和心靈都呈現最美的狀態。
四七	筋骨堅，髮長極，身體盛壯	女人最美最成熟的階段，這時候最適宜生子，也能應付生產時的體力及變化，復原能力也最快速。
五七	陽明脈衰，面始焦，髮始墜	開始掉髮，腎氣外洩。加強補腎，可延緩腎衰狀態出現。
六七	三陽脈衰於上，面皆焦，髮始白。	三陽脈及腎氣同時衰弱情況下，這時候身體狀態老的最快最明顯，所以，更要加強保養，補充流失的腎氣，就能維持不老階段。
七七	任脈虛，太沖脈衰少，天癸竭，地道不通，故形壞而無子也	正式進入更年期後階段，要以運動及飲食生活，來維持好的體態與體力。

▲女性生命數之變化及建議

第三章

腎虧，人生就吃大虧

現在大家都知道腎氣會隨著年齡及生活作息而流失，無論男女老幼都會有「腎虛」的狀況，重點在，屬於那一種？

腎虛常見分為四大類，分別為腎陰虛、腎氣虛、腎陽虛和腎陰陽兩虛。找出真正的原因，對症下藥，採取對的食療及方法，才能事半功倍的把腎氣補回來。

腎的三大功能

人體的五臟六腑及所屬經脈都是相互協調、相互連繫的系統，負責身體的運作，不會只有單一功能，而是全面的、一系列的，有所謂的「三生」生長、生殖、生育等功效，「三抗」抗壓、抗老、抗衰；因此，要了解腎的中醫保養方式，就要進一步了解腎的系統性的功能。

成長生殖功能

腎與人的生長、發育、生殖、衰老，從出生到老年都息息相關，這點我們已經從前一章提到《素問．上古天真論》經文中，了解女人生命數「七」、男人「八」的成長過程。

至於「生殖」，就是「天癸」的精氣所影響著，生殖之精是生育小孩的根本，形成生命旳必要之精氣，而《黃帝內經》也強調，「精者身之本」、「腎受五臟六腑之精而藏之」。也就是說，腎有著生成生殖之必要的精氣，簡單來說，就是精子、卵子，等到結合後的受精卵，一樣得靠腎氣所提供的精華來成長。

而腎氣的精華維持，須仰賴後天的水穀精微，水穀精微來自於我們平日的飲食、生活作息等，在五臟六腑的循環運行下而成。

腎從孩子在媽媽肚子裡開始，就扮演著重要角色，也就是從零歲到死那一刻，都不可或缺，所以孕前就開始調理很重要。想要長得好、高又帥、美又白、聰明又健康、子孫滿堂、房事幸福、老而彌堅，甚至想要凍齡、慢老等，都要靠腎。

泌尿功能

《景岳全書》提到：「腎為胃關，開竅於二陰，所以二便之開閉皆腎臟之所主。」這段文清楚指出腎的泌尿功能。

所謂的司二便，就是管理大小便的能力，這也是水液代謝的功能。所謂的二陰，指的是前陰和後陰；前陰為生殖和泌尿器官，包括尿尿、勃起、射精等相關的作用；後陰主要是指肛門。

腎主水，負責水液的代謝，腎氣是生命活動的原動力，也就是新陳代謝，調節生理上的每一個重點，因此，水分的調節是否適當，會反應在小便的量、顏色、氣味等等。

至於大便，很多人以為，這應該是跟腸胃有關，和腎有什麼相關？胃腸的運行，需要腎氣的協助，就像是能量，**要是腎氣不足，腸子無力，就會出現大便不順暢的狀況，然後導致便祕。**

有沒有注意到，什麼人或是什麼情況下最容易便祕？老人因為腎氣虛，所以容易便祕。有時候，我們吃太多的冰，或是涼性的食物吃太多了，腎氣全用在幫體內加溫的功用上，無法去協助腸子排便，也會出現排便不順的狀況。

精神意志功能

《黃帝內經．素問．靈蘭祕典論》提到，「腎者，作強之官，伎巧出焉」，「作強」就是精神佳精力充沛；「伎巧」是聰明能幹靈巧。同時，書中也提到，「腎藏志」，意志力與智力，而腎之所以會有這些作用，主要是腎主骨生髓通於腦。

腎的功能好壞，不只會影響到人的成長，連腦及意志的成長、堅強與否也有非常大的影響。腎所生的髓，包括全身，骨髓、腦髓都會傳輸到全身上下，中醫將腦稱為「髓海」。

髓是人體的精華，由腎精化生而生，所以，想要有個聰明清楚、反應靈敏、足智多謀的頭腦，就得要養好腎，尤其腎氣充足時，人看起來格外有精神，光看眼神就能看出差異。

仔細觀察可以發現，經常熬夜的人，眼神、精神及腦袋感覺起來比較混沌不清，畢竟腎氣不足，腦髓無法生成，腦袋就不清楚，面對很多事情需要決斷時，也會顯得憂柔寡斷，精神萎靡不振，無論在課業或是工作上，表現都很容易因此而大打折扣。

所以，成長求學中的孩子，千萬不要以為熬夜讀書是比別人多一分努力的行為，事實上腎因為熬夜而無法好好休息，反而完全無法達到讀書的目的。好好的在該睡覺時睡覺，睡眠充足，把腎養好，在學校上課時自然能夠學習快速，反應敏捷，課業上就能達到事半功倍的效果。

大人們也是一樣的，熬夜又加上應酬喝酒，真的不會幫人生加分，只是換來曇花一現的好成績而已。若真的萬不得已，事後就要找時間好好休息，把腎氣補回來，才能找回自己的雄心壯志。

你的腎好不好？腎虛四大類型

腎好不好？1分鐘自我檢測

- □常常覺得口乾舌燥
- □嘴巴發鹹
- □經常耳鳴
- □眼睛乾澀
- □健忘
- □掉髮
- □經常心情煩悶，亂發脾氣
- □頭暈目眩
- □腰膝痠軟無力
- □皮膚乾癢
- □頭髮蒼白
- □經常感到害怕

□手腳冰冷
□夜尿多
□性生活無力
□呵欠連連
□沒運動時就氣喘吁吁
□早洩
□飲食重鹹重辣
□經常拉肚子
□停經
□白帶多
□肥胖

□臉色慘白或暗沉
□經常感到疲倦
□牙齒鬆動牙齦浮腫
□飯後立即打瞌睡
□遺精或漏精
□常做春夢
□睡覺時盜汗
□便祕
□經血不足
□經期不順
□尿尿有泡泡

*

上述的症狀，是綜合幾種腎虛的症狀，大家可以回想自己身上有出現哪些症狀，若出現的項目愈多，則愈有可能是腎虛。綜合症狀歸類，去找出自己有可能的腎虛種類，加以對症去找出最佳的養腎良方，改善腎虛，當然，前往診所或是醫院看診是最直接快速的辦法。

從前面的文章我們清楚知道了腎的主要功能，以及容易傷腎的行為之後，大家開始擔心，我腎虛了怎麼辦？是不是要大補特補？別急，腎虛也有分，亂補一通，造成「虛不受補」的反作用力時，得不償失。所以，弄清楚自己屬於那一種腎虛，對症下藥才是聰明的養腎方法。

中醫認為，人體五臟六腑皆有陰陽二面，身體要健康，必須保持陰陽和平協調互助，缺一不可，任何一方過多或不及，就會形成虛的狀態。

腎內有元陰、元陽，又稱腎陰、腎陽，同時也會生成腎精及腎氣，所謂的腎虛，就是其中一方失去分量，失衡所延伸出來的狀況。

腎陰、腎精，指腎的物質與結構，為人體陰液的來源，對身體臟腑有著滋養、保濕的作用。腎陽、腎氣，指腎的功能與作用，人體陽氣的根本，對身體有著發動、發熱的作用。

腎陰、腎陽互相配合，腎才能發揮最大功效，讓物質轉化成能量，再使能量在體內貯存，才能擁有源源不絕的動力活力，二者是相依相存，才能讓生命健康，就是《黃帝內經》所說，「陰平陽祕，精神乃治」。

腎虛，就是腎陰、腎陽失衡後所造成的生理現象，舉例來說，就像煮一鍋水，看得見的水，就是腎陰與腎精，而煮水加熱的功能，就是腎陽與腎氣。而腎虛就是煮水功能失衡，但要去了解，究竟是水少了，還是加熱功能有問題，才能對症下藥。

腎虛的種類與診斷

①腎陰虛：陰陽顛倒過日子，小病症沒有好好調理

診間故事

安妮今年三十歲，可能因為工作關係，常常處於緊張、壓力大的狀態，晚上也常為了工作加班熬夜到半夜，睡覺時也常常還在動腦，起床時常覺得好累，不明白為什麼會愈睡愈累。

還好，只要一到公司上班，整個人又活力十足，絲毫沒有倦意。但她一忙起來，常常連午餐都忘了吃，一整天只喝了一堆咖啡，連水

都很少喝。

安妮個性脾氣急躁，一年四季無論氣溫如何，手心都會發熱。怕冷，皮膚白，頭髮很乾燥，而且喜歡吃辣，可以說是無辣不歡，只要有辣椒，就能多吃好幾碗飯，有趣的是，她還吃不胖，常常吃消夜常常大吃大喝，小腹卻依舊平坦。

不過，她最困擾的是，每個月的生理期，從來到結束，得要經歷七到十天的不適，來之前肚子悶脹感，臉上痘子亂冒，脾氣變壞等，來的時候痛得受不了，得吃止痛藥才能止痛，讀書時常為此請假回家休息，但上班就無法再這樣，否則工作不保可怎麼辦。想想覺得每個月都這樣折磨也不是辦法，所以決定來看診好好調理，解決這個長久以來的問題。

——※——

手心腳心發熱、生理期時會悶痛、喜歡吃辣，再加上安妮的生活作息等等狀況，都在朝向腎陰虛的狀態前進，尤其晚睡的壞習慣，是腎陰虛的重要原因之一，熬夜暗耗陰血，肝藏血，人臥血歸於肝，也就是說人平躺安靜休息時，血歸藏於肝臟，活動或情緒激動時血液則會向外散布，以供給身體活動需要。

肝腎同源，所以當你在該躺下來休息的時候，卻還是坐著熬夜工作，肝血無法收，又得持續消耗陰血，導致腎陰不足，腎陰不足反過來又睡不好，就會惡性循環。

在診間裡，我遇到很多像安妮這樣的症狀的女性病患，只是有些時候，她們來看診的時候已經腎陰虛到很嚴重，影響到生理機能，有人還沒到更年期，卻已經有類似更年期的狀態出現。

說實在話，工作很重要，但是身體更重要，即使再怎麼年輕力壯，也不要為了工作弄壞身體，一旦傷及了青春，得靠很多外界的力量才能補回來。舉例來說，熬夜一個晚上，二十歲時，可以補眠三個小時就補回來；

三十歲時，卻得花上一天才足夠，但過了四十歲時，可能得補個三天三夜，還會感覺疲憊，要記住，腎一旦受傷，是不可逆的，再好的補品，也不可能補回原本的美好。

腎陰虛，就是腎的陰液水不足、虧損、流失嚴重；簡單來說，**鍋子裡的水少了，但火卻一樣開得那麼大，水就會流失更快，鍋緣燒得乾焦。陰液不足，人體得不到水液的滋潤，身體的虛火上升，就會出現上火的症狀。**腎陰虛的症狀，煩燥、心浮氣躁、很容易發脾氣、失眠多夢、亢奮等等。

陰液不足，骨髓沒有養分，無法生成，造成骨骼及腦海失去養分，因此會出現腰膝痠軟疼痛無力的症狀。

腦髓不足，則頭暈耳鳴、掉髮、皮膚乾燥、眼睛乾燥、夜間盜汗；因為水液不足，無法推送至全身，會有口乾舌燥，身體燥熱，小便易黃，大便很乾，女人會出現經血不足，甚至提早閉經；男人則因腎陽太強，擾亂精室，容易出現遺精、早洩等，女人則常做春夢。

會引起腎陰虛的原因很多，包括身體曾受邪氣所傷，就是風寒、感冒、中暑、過熱等等，當時沒有好好調理留下後遺症。感冒、中暑聽起來像是小毛病，但是長期累積下來，就會出現腎陰虛的後遺症。另外，房事過度，情志驚恐、偏食等，也都是造成腎陰虛的原因。

腎陰虛，常喝枸杞茶

枸杞，又稱枸杞子、卻老子、紅耳墜，《神農本草經》中列為上品，稱其「久服堅筋骨，輕身不老、耐寒暑」，有延衰抗老功效，故名「卻老子」。清代醫書《隨息居飲食譜》指出，枸杞「滋陰補腎，充血液，息虛風，清虛火」，由此看出補腎陰虛的強大功效。

枸杞含有大量的蛋白質、胺基酸、維生素和鐵、鋅、磷、鈣等人體必需的營養成分，不寒不熱，是滋補扶正的良藥，**對補腎、抗衰老、清除體內自由基有相當好的功效，平時可以泡水當茶喝，每日取二十顆泡熱水當茶喝，可回沖。**

②腎氣虛：體力不佳、常感疲倦的亞健康狀態

診間故事

黃先生在是旅遊業很有名的導遊，從讀書時就是團康活動帶領人，所以，從國內的學生社團活動帶起，進入旅行社工作，足足有二十年的經驗，每回帶團時，滿滿的活力與熱情，總能讓客人留下一百個讚的滿意度。

為了要把團帶好，他在工作期間始終處於戰戰兢兢的戰鬥心理狀態，從準備接團前的資料整理，客人資料的準備，帶團的重要資訊等等，雖然都已經是老手了，卻還是習慣在出團前一晚，失眠晚睡。

雖然沒睡好，但黃先生常笑稱，只是手上一拿起麥克風，人來瘋的個性就會發作，感覺腎上腺素噴發，完全感覺不到累或餓，常常吃

飯時，都是隨便塞幾口飯，就起身安排事務，完全食不知味。直到晚上進飯店休息時，才會有肚子餓的感覺，雖然覺得餓，偏偏又吃不太下。

黃先生發現，其實在旅遊業工作的人，多多少少都跟他一樣，都有這種狀況，所以，大家都有一點點小毛病，像是腰痠、耳鳴、白髮、面黑、記憶力不佳、情緒失調等。

以前，都以為是因為年紀大了，多多少少有這些毛病也是正常的，直到後來看著其他同業的夥伴，有人突然暴斃，有人明明很瘦，也沒有三高問題，卻中風躺下，更有人後來出現糖尿病時，才驚覺原來看似健康的身體，其實都是處於所謂的「亞健康」狀態，這讓他很擔心，所以決定要來好好調理身體，找回真正的健康。

腎氣虛，處於亞健康狀態，是現代人的通病，有些人明明覺得全身不舒服，一會這痛一會那疼的，去醫院檢查卻什麼事都沒有，但就是渾身不舒服。這就是亞健康的狀態，對中醫來說，都是所謂腎氣虛的表現，也就是陰陽失調。

《黃帝內經》提到，「陰平陽祕，精神乃治，陰陽離決，精氣乃決」。意思就是說，人體要陰氣平和，陽氣固密，陰陽保持平衡，才能夠身體健康，精神愉快。而一旦陰陽分離，就會出現問題，最終死亡，可見中醫認為人身心健康的根本，就在於陰陽平衡。

而這種平衡一旦被打破，就會出現陰陽失調、腎陰不足，或是腎陽虧虛，就是腎虛。腎中的精氣是其他臟腑的陰陽之氣的根本，腎陰陽失調後，其他臟腑就會跟著失調，自然會有小毛病出現，也就是亞健康。

中醫看待腎氣虛，包括精力不足，體力不夠，經常感到疲倦。失眠、掉髮、年輕生白髮、記憶力減退、耳鳴、尿頻，或者月經不調、情緒失調、皮膚乾燥、痘子濕疹、面容憔悴等，雖然全是小毛病，但是久了也會引起大問題。

腎氣虛是屬於腎陽虛的一種，陽虛不能納氣、化氣，自然氣就流失，或是無法生成，自然就會元氣不足。除了腰痠腿軟之外，平常稍微運動一下，爬個坡、上個樓梯，就氣喘吁吁，有人以為是肺的問題，其實，最大根源在腎氣虛，元氣不足造成。

腎氣虛的狀況一久，其他症狀就跟腎陽虛非常相近，包括頭暈目眩、耳鳴耳聾，經常感到疲倦乏力，夜尿多，早洩、氣很短。女性則容易流產，胎動不安，脈弱舌苔白等；經期淋漓不盡，白帶多清流等。

這種情況主要是年紀大了，腎氣被耗損，來不及生成補充造成，另外，也有先天因素，先天不足，久病不癒，還有用腦過度、房事過度等，都是造成腎氣虛的主要原因。

現代的年輕人，很多都處於腎虛的亞健康狀況，特別是用腦過度的人，因為**動腦很傷精氣，用腦過度會讓腎氣損耗，出現腎虛，而再伴隨著不良的飲食習慣，或睡眠不足等，腎中的精氣會加劇損耗**，很多人因為檢查不出疾病，所以完全不重視，但要擔心的是，像高血壓、心臟病、癌症等等，都是由此引發，所以，一定要好好重視。

很多坐辦公室的上班族，出現腎虛狀況，大多是缺乏運動，因為久不動會讓五臟六腑的功能減弱，讓身體的氣血運行不暢，腎的功能失調，引起腎虛，其實，不論是過度勞累，或過度安逸，都對腎而言非常不利，所以，要避免腎虛，就要正常生活作息，也要伴隨運動及均衡飲食。

遠離腎氣虛，要注意運動量，久坐辦公室的人，記得要固定工作一段時間就要起身來動一動筋骨，讓手腳全身活動一下，做做彎腰伸展等運動，讓血氣暢通，補益精氣。

此外，若是工作壓力過大，造成精神緊張焦慮時，長久處於這種狀態，也會傷腎，過於緊張的時候可以透過腹式呼吸，來紓緩緊張情緒，讓全身放鬆，讓氣血流動順暢。

現代人很依賴補品，常吃了一堆保健食品，也常常進補，以為補了一堆，就能把腎虛補回來，其實，根據每個人體質的不同，有些補品反而過於燥熱，或者補得不對，都只是浪費，也會造成身體負擔，所以，還是要弄清楚狀況再進行調理。

腎氣虛，黃耆把氣補回來

黃耆，性味甘、微溫，歸脾、肺經。

黃耆的功效是補氣升陽，益衛固表，還可利水消腫，托瘡生肌等，醫書《珍珠囊》寫到，「黃耆甘溫純陽，其用有五：補諸虛不足，一也；益元氣，二也；壯脾胃，三也；去肌熱，四也；排膿止痛，活血生血，內托陰疽，為瘡家聖藥，五也。」足見其補腎氣之效果。

每日泡水喝，大約10公克，勿過量，可達補氣之效果，但若感冒發熱、胸悶氣結時，則不可喝。

③ 腎陽虛：面臨更年期的身體退化

診間故事

趙老闆年輕時投入土地開發，業績不錯，累積一筆財富後，決定自行創業，趙老闆很努力，經常為了業務，喝酒抽菸樣樣來，天天應酬熬夜加班，還好搭上這兩年的都市更新以及老屋改建的風潮商機，讓他賺到不少錢。

這一年趙老闆結婚，娶了個小他二十歲的老婆，為了討好年輕老婆，特地安排了一趟歐洲之行，讓兩人享受愉快又難忘的蜜月之旅，而趙老闆同時也希望，這趟旅程中，能夠有機會增產報國，為家裡增添新成員，因此，在房事上格外的賣力。

只是蜜月結束了，回國開始工作時，趙老闆卻感覺身體特別累，腰膝痠軟，兩腿無力，上班沒什麼精神，還被朋友笑，是因為蜜月時操過頭，縱欲過度造成。其實，在蜜月期間，趙老闆曾出現心有餘而力不足的情況，一度讓氣氛變得尷尬，他還很懊惱，應該事先做好準備，多吃一些補品才對。

後來甚至出現一些以前沒有的症狀，像是無故全身冒冷汗，畏寒，手腳有時會冰冷等等，他不由得懷疑真的操過頭了嗎？而老婆依舊沒有懷孕，讓他覺得都這麼努力，怎麼還是沒有成功呢？

後來，因為怕冷的症狀愈來愈明顯，又出現頭暈眼花，排尿無力，甚至性慾減退的情況，趙老闆急了，趕緊來看中醫，他很緊張的說，「我才四十八歲，正值壯年，體力滿滿，怎麼會腎虛呀？」

⁂

腎陽虛最常發生在中老年人的身上，簡單講，年紀大了，身體器官功能難免會減退，以女人來說，就是會面臨更年期，女人要是腎陽虛，就會難以受孕，所以，女人生孩子要趁早，不要等到腎陽虛的年齡時來求子，花費的力氣，要比年輕時還要多很多。

而男人也是一樣，很多人以為，只要還能勃起就沒有問題，其實不然。就中醫觀點來看，腎陽虛是表示身體功能逐漸流失的狀況，就像電器用品使用久了，還是得要保養或是冷氣補充冷媒，才能維持正常的功能運行。

而腎陽虛的狀況，最明確就是性功能及生殖功能的減退，男人的症狀像是小便不順，女人的症狀就是漏尿，而陽氣不足的人，體內就會陰盛，熱氣不足，因此經常會覺得手腳冰冷，陽虛也會生外寒，外寒易入侵，就容易怕冷，畏寒，會常感冒等。

從中醫觀點來看，腎陽又稱為人體的「真陽」、「元陽」、「真火」，腎陽虛，腎陽氣虛弱，也就是加熱的功能不足或失效，全身得不到溫暖的陽氣，也導致腎陰水無法氣化送至身體，因此，腎陽虛與腎陰虛有些症狀是相同的，如腰膝痠軟，四肢無力、頭暈目眩等。

但腎陽虛有更明顯的症狀，是手腳冰冷、臉色發白、畏寒怕冷，人會顯得沒有精神，精神萎靡不振。而因為腎陰過強，體內會水邪泛溢，就是體內水分過多，造成小便清長、夜尿增多、排尿無力、易腹瀉、性慾減退；男人易陽萎早洩，遺精；女人則會子宮寒冷，難以受孕，白帶量多，舌苔白，體胖。

會引起腎陽虛的原因，除了年紀大之外，還包括長期處於溫度較低的環境中，讓身體受寒，或者平時穿衣太少，三餐不正常，偏食、厭食、或是減肥，肚子餓了不吃東西等，另外，勞累過度，用腦過多，房事頻繁，緊張，擔憂等也是原因。

很多人都會覺得，怎麼到了冬天，覺得眼皮特別重，早上總是起不來睡不飽，其實，這也是腎陽虛引起的結果，就因為陽氣不足，體內的水氣容易累積，讓身體處於痰濕的狀態，許多中老年人很常會喉嚨卡痰，明明又沒有感冒，也沒有不舒服，還是會有吐不完的痰冒出來，就是腎陽虛所引起的症狀。

此外，濕氣重的人，通常都伴隨著水腫、虛胖的狀況，所以許多中年人，無論男女都會有小腹出現，就算是瘦瘦的人，明明就四肢很細，卻小腹很大，還有像臉部、頭皮都變得容易出油。

腎陽虛的人常會有腸胃問題，醫書提到，「腎陽不足，火不生土，脾運失健所致。」，因此，腎陽虛要進行補強的時候，要注意不要吃太多燒烤、麻辣或是甜食，這些食物都是造成體內濕氣增加的主因。

面對腎陽虛，其實講究就是中老年人的保養之道，飲食要清淡，生活作息要正常，也要維持運動，讓身體的筋骨氣血運行流暢，才能改善腎陽虛的情況。

腎陽虛，羊肉補腎益陽

羊肉因溫熱，又歸腎經，具有補腎壯陽，暖中袪寒的功效，《本草綱目》記載：「羊肉補中益氣，性甘，大熱。……羊肉能暖中補虛，補中益氣，開胃健身，益腎氣，養肝明目，治虛勞寒冷，五勞七傷。」由此可知羊肉對腎陽虛，有著相當大的幫助。

④腎陰陽兩虛：大病之後未好好調理

診間故事

胡小姐是一位非常優秀的企業家，一手打造了年營業額上億元的化妝品公司。她在兩年前三十四歲時，因為懷孕了決定結婚生子，卻陷入蠟燭二頭燒的情況。

雖然懷孕了，但胡小姐並沒有因為有孕在身，而稍微減少或改變工作，甚至還因為代理韓國品牌，業績量變得更大更繁忙。所幸，肚子裡多了一個寶寶，讓她時不時感覺到肚子餓，所以，常會補充一些食品，但總是狼吞虎嚥，也不管有沒有消化。

而生了孩子後，因為放不下公司，乾脆請了月嫂，跟在她的身邊，除了照顧小孩外，也順便煮食月子餐讓她吃，只是邊做月子，胡小姐依舊以電話視訊等方式，處理公司業務。

在坐月子期間，遇到好幾次的重大會議非開不可，胡小姐也是把孩子交待給月嫂後，就到公司去開會，完全沒有遵照坐月子的習俗。

雖然月嫂煮了月子餐，但胡小姐本來就愛吃辣，所以，總要伴隨著超辣的醬才能吃得下，起初本來為了要餵母奶，而有所節制，但到了坐月子第二週時，根本就完全沒有奶，連退奶針都不用打，就直接退奶，也就順利成讓孩子改喝嬰兒乳品。

坐完月子後，小孩白天交給褓姆，晚上時則回到胡小姐家中，由胡小姐親自照顧，只是小孩夜裡總要喝奶，她總親自起床泡奶，等到小孩入睡時，她再睡回籠覺。

就這樣，經過了半年，胡小姐瘦了好大一圈，除了臉色黑，皮膚乾燥，重點是，月經變得不準時，量又少。她本以為這是產後還未復原，後來在夏天夜裡時，居然會感到寒氣，雙腳也覺得無力等等毛病陸續出現，這才驚覺，身體彷彿不如產前，精神也變差很多。

她原本以為是產後太累造成，於是自行買了補藥來吃，吃了一段時間，覺得口乾舌燥，頭髮變得又細又乾，白髮也一直冒出來，以前白髮少，還可以用拔的，現在動不動就是一整片，頭髮都快掉光了，再拔就沒頭髮，所以，改用染的，以前兩個月染一次，現在卻得要一個月染一次。

⁂

腎陰陽兩虛，顧名思義是指腎之元陽不足，陰精虧損，不能溫煦、濡養臟腑經絡，而出現一系列症狀的概稱。這種情況大多是生病後期，也有像胡小姐一樣，產後沒有好好調理造成。

女人坐月子很重要，尤其是生一個小孩，彷彿是將自己的元氣分一半出去，所以，一定要好好的坐月子養身，中醫就強調，坐好月子，女人宛如新生，還能變得更青春，要是沒做好，後半生的身體可就要伴隨著一些後遺症了。

女人要是沒坐好月子，就會老得快，因為腎處於陰陽兩虛的狀態，陽氣不足，陰氣的氣化功能也無法發揮，拖累其他臟腑的功能運行，開始產生各種副作用。

除了月子沒坐好外，經常處於溫度低的環境也會導致腎陰陽兩虛，像是衣服穿太少，常受到寒氣入侵，例如藝人模特兒為了工作需要，常常在冬天時也要穿著露背的禮服，在開著冷氣的地方工作，幾個小時下來，寒氣一定會入侵體內。或許當下沒有感冒，也沒有不舒服，但是，累積久了的寒氣，也會破壞身體的腎陽與腎陰調節功能，另外，像是勞累思慮用腦過度，房事過頻等等，也都可能引發腎陰陽兩虛。

腎陰陽兩虛，就是把腎陰虛及陽虛統統結合起來，包括：經常感到畏寒，身體縮起來，但卻手心足心發熱，口乾舌燥，又喜歡喝熱飲，頭暈目眩耳鳴，腰膝痠軟無力，夜尿多，男人陽萎，女人不孕，白帶多，脈博細弱，人易水腫等。

腎陰陽兩虛的狀況較為嚴重，在調理上必須慢慢的調理。造成這種體質的原因，主要有久病不癒，大病過後，未及補身，讓正氣大傷；另外，房事太過頻繁，沒有節制，最終會導致陰陽兩虛，而年老體衰也是主因之一。

腎陰陽兩虛，要耐心及堅持

腎陰陽兩虛在調理上，必須慢慢的調理提升，任何一方太急，都可能造成更大的傷害。因此，遇上這種情況，最好的良方，就是耐心及堅持，全力配合醫師調理，全方位調整，也不要斷斷續續治療。

一不小心就養成傷腎的壞習慣

以中醫理論來說，腎氣是先天之氣！是先天之本可以產生元氣，藏於腎中，又賴後天精氣以充養，維持人體生命活動的基本物質與原動力，主要功能是推動人體的生長和發育，溫煦和激發臟腑、經絡等組織、器官的生理功能。如果一直維持腎氣不足的狀態，身體各個臟腑均會逐步受損。

腎虛，就是腎虛弱，它為什麼會虛弱呢？

一定是我們生活作息飲食上有問題卻不自知，像熬夜、暴飲暴食、體力超支等等，仔細回想並檢視一下，自己做了哪些傷害腎的事，而這些事又為什麼傷腎呢？

熬夜

大家都以為熬夜傷肝，卻不知道熬夜也會傷腎。五臟六腑的運行是相生，互相循環，缺一不可。尤其在晚上十一點到清晨一點鐘時，這段時間是膽經最旺的時候，《黃帝內經》提到「十一臟皆取決於膽」。「十一臟」指的就是五臟六腑，由此可見，足夠的睡眠對人來說有多重要，各臟器的運行順利，腎才有精氣，日落而息日出而作是最好的起居方式，晚上睡眠最遲別晚於十一點。

醫學研究也已經發現，睡眠不足會導致腎臟過濾毒素的能力出問題，甚至會增加蛋白尿的產生而如果是慢性腎臟病患者，睡眠不足的話，腎臟功能會下滑的更快。

熬夜會導致內分泌的混亂，影響中樞神經系統，增加交感神經的作用，而腎臟功能實際上也受睡眠週期的影響，只要沒有充足的睡眠，腎臟的工作量就會增加，導致腎功能下降。

憋尿

很多人都會憋尿，也都有過憋尿的經驗，你以為這個小動作沒什麼，其實卻是傷腎的重要凶手。尿液的主要來源，我們喝進身體裡的水分，經過吸收後，經過血液把代謝廢物帶走後就會送進腎臟形成尿液；尿液內都是廢物，若長時間把尿憋在膀胱中，很容易滋生細菌引起發炎，長期下來，就會影響腎的功能，所以，千萬不要憋尿。

濫服成藥

現代人過於忙碌，為了圖方便，於是隨手可得可買的止痛藥，就成了未經處方的習慣用藥，舉凡身上稍微有一些病痛，牙痛、頭痛、生理痛、全身痠痛時，立即想到吃一顆止痛藥來暫時止痛。但是，你可知道這個動作有多傷腎傷肝嗎？你可能以為小小一顆止痛藥，喝一大杯水撒泡尿就全都排出來了，但卻不知道，你的腎為了要幫你排出藥物的毒素，必須花費多少力氣，損失多少精力。吃了藥一定得靠肝和腎合作，費力把毒素排出來，所以，一定有所傷害。因此不要亂吃成藥，要看診後對症下藥，才能事半功倍。

迷信偏方

台灣有很多的偏方在民間流傳，這些是早期老祖宗流傳下來的體驗，只是時代不一樣，生活環境與醫學技術大不同，現在的病症，和過去的病，雖然名稱相同，卻有著不同的成因，所以，過去的偏方是否適用於現在，仍有待商榷。而且過去的人，大多是因為沒有錢看醫生治病，才只好尋求偏方的治療，流傳出來的是成功的個案，但是，卻不知道當中有多少失敗的個案。偏方通常「報喜不報憂」，所以，真的不要去以身試偏方，如果成功了當然很開心，但若是失敗了，傷身後悔都來不及。

濫吃保健品

國人愛吃保健品，不少藥廠發現這一商機後，強力開發各式各樣從老到小、男人到女人、小孩到大人的保健品，還有依功能來區分，美白、抗老、增強體力等等，有些病人問診時，聽他們說，一天吃下來的保健品，居然多達十多顆，光聽就覺得好飽，一早吃這麼多的保健品，還吃得下早餐嗎？

其實，是藥三分毒，真的不需要如此盲目的去吃保健品，這樣只是帶給腎臟更多的負擔，每天都要幫忙清掃那麼多的毒素與廢物，再強的腎臟也會受傷，也有受不了的一天，小心保健不成反傷腎，可就得不償失。

過勞

現代社會競爭力大，過勞是很多人都有的毛病。無論是勞神或是勞力，工作壓力或是體力負荷，都是慢性自殺，天天在超支身體的負荷量，五臟六腑仍會運作，只是傷害何時會爆發沒有人知道，像個不定時炸彈一樣。

腎與肝一樣，都是沉默的器官，被傷害時不會喊痛，也不會有症狀，直到有病症出現時，已經是造成不可逆傷害的時候。

性生活過於頻繁

腎所藏的生命物質，也就是先天之精，也被稱為生殖之精，除了天生外，還得靠後天的生發而成，而生發需要時間，需要臟腑的運行配合，才能生成。性生活過於頻繁時，會讓後天的生成來不及，而必須動用到先天精氣，原本有限的精氣開始耗損，人的身體自然會受傷，傷的不只是腎，五臟六腑皆損。

海鮮火鍋配啤酒

台灣人愛吃海鮮，夏天燒烤，冬天火鍋，吃得高興，也要配上一杯啤酒，但是，可能許多人都不知道，這種吃法其實很傷腎。因為海鮮、火鍋湯頭、啤酒都是高蛋白高普林食物，混合在一起，會產生過多的尿酸代謝物，腎臟又要排尿酸，又要排酒精產的的乳酸，工作量超標，偶爾一次還可以應付，但要是天天這麼吃、常常這麼吃，腎臟也會過勞，自然就虛弱。

不喝水

腎主水，負責身體裡的水液運送及蒸發，如果水分不夠，腎無水可運送，血液會變得黏稠，血液循環出問題時，血壓跟著出問題，進而造成高血壓；同時，因為沒有水可以輸送，膀胱裡的代謝排毒會變差，毒素代謝物質集結就成了腎結石，或是發炎等問題。建議大家每天至少要喝 2 公升的白開水，才是對腎最佳的保健方法。

過鹹、口味過重的飲食

不同味道入不同的臟器，鹹入腎走骨，鹹味可以調動元氣，所以，吃太鹹的人，元氣易動留不住，會造成腎氣虛。

經常受驚嚇

中醫認為「恐傷腎」，恐懼會傷腎氣，導致腎氣流失，久了之後，膀胱無腎氣可以支持，就顯得無力，造成尿失禁，大家常會笑說，嚇到尿褲子，其實是有根據的。若想要孩子膀胱有力，就要讓他們有安全感，若是經常受驚嚇，處在驚恐的心理環境之中，也會影響腎氣的養生。

久坐，或用力過度

腰是腎的居所，因此，久坐不動的人，或是常搬重物的人，腰或多或少都會有問題。久坐腰會僵硬，血氣不通，而常搬重物的人，用力過度會傷腰，無法保護腎，進而造成腎虛。

從健檢報告了解腎臟病

要了解西醫的腎病，要先來了解，西醫眼中的腎。

就西醫觀點去看腎臟，是血液淨化器官，食物中的蛋白質與體內代謝產生的廢物會進入血液，由腎臟來負責過濾，包括含氮廢物與過多液體。除了過濾血中毒素，還有釋放荷爾蒙，如腎素，幫忙調節血壓；調節電解質，如鈉、鉀、鈣等平衡；釋放紅血球生成素（EPO），刺激骨髓製造紅血球；合成活性維他命D，幫忙維持骨骼鈣質和身體正常平衡。

與腎臟病有關的疾病：

糖尿病：抑制身體使用葡萄糖，假如葡萄糖待在血中不分解，它的作用也像毒素般。當未使用的葡萄糖傷害到腎元時，叫糖尿病腎病變。

高血壓：傷害腎臟中小血管。受傷的血管就不能從血中過濾毒素。

腎絲球腎炎：損害腎元的過濾單位。許多病例的原因未明，但一些病例可能是有遺傳性，其他有一些可能由感染、發炎所誘發。長期使用未經醫師處方的一些止痛藥、抗生素、利尿劑或減肥藥，甚至一些草藥或偏方都可能傷害到腎臟。

腎結石和遺傳性疾病：如多囊腎，隱性遺傳多囊腎可能在子宮內就已產生，而成人型多囊腎有可能到成人時才會被偵測到。

關於「腎功能」，最常檢驗的腎功能項目包括：

❶ 腎絲球過濾率（GFR）

測量腎在單位時間內，腎臟所清濾的血液容積量。由於此種清濾發生於腎絲球內，故稱之為腎絲球過濾率，簡稱 GFR。整體的 GFR 是腎臟所有腎絲球所清濾血液的總量，幾乎與兩個腎臟內的腎元數量成正比。體型矮小的成人，其 GFR 低於體型高大的成人。嬰兒出生時的腎絲球數量即與成人相同，但其 GFR 值卻遠低於成人，此乃因為 GFR 值也與腎絲球的大小成正比。正常年輕男女兩性成人每 1.73 平方公尺的腎絲球過濾率約略相似，為每分鐘 110～120 毫升（ml/min）。

❷ 血液尿素氮（BUN）

蛋白質代謝廢物會以尿素氮回到血液中，經由腎臟過濾後和小便一起排出體外。腎功能差，其值會升高，正常血液每 100 毫升中含 7～20 毫克的尿素。假如 BUN 超過 20mg/dl，表示腎臟功能可能欠佳。但是當身體脫水或心臟衰竭時，BUN 也會上升。

❸ 血清肌酸酐（Creatinine）

是正常肌肉活動分解而來。正常腎臟會將它從血液中過濾和尿液一起排出體外。當腎臟功能變差，血清肌酸酐也會升高。其正常值每100毫升血液中約0.6～1.2毫克，但每個醫院的正常值可能稍有差異，且與個人肌肉質量有關，所以男性正常值會略高於女性。

❹ 腎絲球過濾率預估值（eGFR）

腎絲球過濾率預估值（eGFR）可由計算肌酸酐清除率（CRCl）來估算，一般需要收集二十四小時的尿液，測量其肌酸酐的濃度，而血清肌酸酐的濃度會於收集期間一併測量。

肌酸酐清除率＝每分鐘的移除率／血清肌酸酐的濃度。例如：某人一天小便排出肌酸酐1440mg，則每分鐘排至尿中的速率為1mg/min；假設血清肌酸酐的濃度為1.0mg/dl（0.01mg/ml），則肌酸酐的清除率=1.0/0.01=100ml/min。

❺ 蛋白尿

有些慢性腎臟病或其他疾病的病程，會使構成腎絲球濾過屏障的足細胞、腎絲球基底膜及腎絲球微血管的功能受到影響，當此屏障功能消失，蛋白質滲至腎絲球過濾液的量會上升，一旦超過腎小管吸收和代謝滲出蛋白質的能力，就會出現蛋白尿。

白蛋白是尿液中的主要蛋白質，健康的人每日尿液中所含白蛋白正常上限是 30 毫克，當白蛋白在每日 30～300 毫克的範圍內，稱為微量蛋白尿，而若白蛋白的量超過每日 300 毫克，稱為顯性白蛋白尿。

治療方式
維持腎臟功能 ① 健康飲食和規律作息 ② 積極控制血糖和血壓 ③ 定期做腎功能檢查
減緩進入末期衰竭 ① 積極配合醫師治療 ② 健康的生活習慣 ③ 預防腎骨病變：限制高磷食物攝取、使用磷結合劑 ④ 改善水腫：避免喝過多湯汁及鹽分 ⑤ 低蛋白飲食控制 ⑥ 自我心理調適，積極主動配合醫療
準備進入透析階段 ① 使用藥物改善食慾不振及噁心 ② 治療貧血，可注射紅血球生成素或鐵劑 ③ 預防高血鉀 ④ 減少心肺積水 ⑤ 透析或移植的準備

<table>
<tr><th>慢性腎臟病階段</th><th colspan="2">腎絲球過濾率值 ml/min/1.73m</th><th>類型</th><th>腎臟功能</th></tr>
<tr><td>第一期</td><td colspan="2">≧ 90</td><td>腎功能正常，但出現蛋白尿、血尿</td><td rowspan="2">腎臟功能仍有正常人的 60% 以上，且有出現血尿、尿蛋白或水腫等症狀。</td></tr>
<tr><td>第二期</td><td colspan="2">60 ～ 89</td><td>輕度腎衰竭且出現蛋白尿、血尿</td></tr>
<tr><td rowspan="2">第三期</td><td>3a</td><td>45 ～ 59</td><td rowspan="2">中度腎衰竭</td><td rowspan="3">腎臟功能僅有正常人的 15 ～ 59%，會有水腫、高血壓和倦怠等症狀。</td></tr>
<tr><td>3b</td><td>30 ～ 44</td></tr>
<tr><td>第四期</td><td colspan="2">15 ～ 29</td><td>重度腎衰竭</td></tr>
<tr><td>第五期</td><td colspan="2">＜ 15</td><td>末期腎臟病變</td><td>腎臟功能剩下正常人的 15% 以下，無法排體內代謝廢物和水分。</td></tr>
</table>

▲你的慢性腎臟病是第幾期？（資料來源：衛福部國民健康署）

中西醫並行，常見腎臟病有解

慢性腎炎

西醫看法：細菌、生物毒素或藥物使用不當

慢性腎炎發病的原因很多，包括細菌、生物毒素或藥物使用不當、重金屬污染及其他不明原因。症狀以水腫、蛋白尿、高血壓之外，還有腎功能減退、血尿、貧血、疲乏、食慾不振及腰痠等。

慢性腎炎病情發展速的度非常緩慢，數年甚至十餘年，但是，發病期

間，病情依舊發展，腎臟功能會不斷受到破壞，晚期甚至會出現腎萎縮、腎功能衰竭等。若未積極治療，病情會加速惡化，最後恐會進入腎衰期，得面臨洗腎狀況，所以及早發現和治療是非常重要的。

中醫看法：過度疲勞、腎脾虧損，內外邪毒入侵

慢性腎炎指的就是慢性腎小球腎炎，中醫對於腎臟病看法，歸屬在虛勞、水腫、血尿等病症，發病主因為腎氣及脾虧損，內外邪毒侵襲，臟腑功能不足，導致濕濁停滯、瘀血內阻，而濕熱瘀毒又反過來加重對正氣的損傷，反覆互相損傷，也造成炎症的病程會拖延。

腎炎在中醫上常見的類型：

❶ 脾腎氣虛

面色蒼白或暗黃浮腫，勞累或感冒後加重，腰膝痠痛，頭暈乏

力，吃少卻常拉肚子，小便短少。舌胖苔淡、苔薄白，脈細無力。多屬於一般型腎炎。

❷ 脾腎陽虛

全身水腫，尤其腰以下最為嚴重，腿部按下去會呈現凹陷，精神萎靡不振，經常感到疲勞，四肢清冷，尿少而咳逆上氣，不能平臥。舌淡嫩或有齒痕、苔白滑，脈沉細而弱。多見於腎病型。

❸ 肝腎陰虛

頭暈耳鳴，心悸失眠，手足心熱，輕度浮腫，舌紅、苔少，脈細。多見於高血壓患者或長期使用激素等。

❹ 氣陰兩虛

面色無華，心情煩燥，精神疲乏無力，午後或夜間發熱，或手足心熱，口乾咽燥，舌偏紅苔少，脈細弱。

中醫調理方式

治療時，益補脾腎、益氣滋陰、活絡利濕、清熱解毒等方面著手，以改善尿液檢查異常、防止腎衰竭為目的。中醫除藥物治療，配合飲食控制、防止感染等，也相當重要。

患者應注意勿吃辛辣、油膩食物，尤其必須嚴格控制鹽分的攝取量，以免加重症狀。此外，生活作息維持正常即可，切記不要過勞，房事也應節制，保持樂觀情緒，適當活動，避免感冒，不要亂吃藥物或偏方。

慢性腎炎適合吃

山藥羊肉湯

材料 山藥 30 克，羊肉 300 克，枸杞 20 克，紅棗 10 顆，生薑 10 克

作法
① 將羊肉切塊，先和生薑一起翻炒到表面半熟即可。山藥洗淨去皮切塊。
② 將所有材料放入湯鍋中，並加入水至淹過食材，開火燉煮。
③ 等羊肉熟爛後，再放入少許鹽及米酒調味即可。

功效 滋陰補腎，適合肝腎不足，病後體弱。山藥氣陰兩補，具有補腎固精，補益脾肺的功效，可治諸虛百損，是培補中氣最平和的藥食兩用之物。

腎結石

西醫看法　尿液代謝的堅硬沉積物

腎結石是尿液的代謝物，在腎臟裡形成堅硬的沉積物，可能會出現在腎臟到膀胱之間，大大小小的尺寸皆有可能，而症狀部分，如尿道感染、排尿阻塞，尤其當結石出現在輸尿管時，來來去去會感到疼痛，故症狀最為明顯。其他的症狀，如背部、大腿、鼠蹊部和性器官疼痛，血尿、噁心、嘔吐等。

結石有可能造成感染，則症狀還有畏寒，發燒，排尿次數變得頻繁、急促，排尿時也會感到疼痛，冒汗等。

腎結石形成的原因很多，包括家族性遺傳，喝水不夠，讓尿液裡的化學物質停留過久，而形成結石，或飲食中蛋白質含量太高等等。

大部分結石會自行從尿液中排出體外，所以，治療小結石最好的辦法是大量喝水，讓它隨著水分自行被沖出體外；若無法自行排出體外的結石，就需要泌尿科醫師的協助，有時候會採用震波的方法，將結石震碎後，讓它們自行排出體外。其他情況，則需要經皮腎鏡取石術的手術，才能移除結石。

中醫看法　外感濕熱，飲食不節制

腎結石，在中醫稱為「石淋」；淋症，主要發病位置在腎與膀胱，《諸病源候論・諸淋病候》寫到，「石淋者，淋而出石也，腎主水，水結則化為石，故腎客砂石。腎虛為熱所乘，熱則成淋，其病之狀，小便則莖裏痛，尿不能卒出，痛引少腹，膀胱裏急，砂石從小便道出，甚者塞痛令悶絕。」

由此發現，病的主因可能是外感濕熱，或飲食不節制，導致濕熱蘊結下焦，尿液成石。臨床症狀有腰部疼痛、血尿、膿尿等，疼痛嚴重甚至休克。病人多是因為腰部劇烈絞痛就醫後才被發現。

腎結石在中醫上常見的體質：

❶ 濕熱型

愛吃辣口味重，喝酒太多，形成濕熱體質，濕熱久蘊，熱熬尿液，尿中雜質聚為砂石，石阻尿道，則為石淋。

❷ 腎陰虧虛

濕熱體質耗傷元氣，或年老久病體弱，勞累過度，導致腎陰虧虛，則陰虛火旺，虛火擾絡。

❸ 肝鬱氣滯

情志失調傷五臟，鬱氣滯留下焦，影響膀胱氣化。

中醫調理方式

腎結石主要以調理腎氣，疏肝理氣，行氣活血通竅，養肝血柔筋主，中醫常有專治石淋的「排石方」，有活血化淤、利尿排石的功效。主要包含：川牛膝、白茅根、金錢草、三棱、莪術、赤芍、車前子、穿山甲、皂角刺、桃仁、川牛膝、青皮、白芷、枳殼等，針對 0.2～0.5 公分的細小結石，配合醫師對症下藥來調理更安全。

腎結石適合吃

補腎防石茶

材料 玉米鬚 1 兩，金錢草 5 錢，黃耆 3 錢，萆薢 3 錢，山藥 3 錢

作法 藥材沖淨，放入鍋中，加入 2000 毫升的水，大火煮開後轉小火煮 10 分鐘當水喝。

功效 補氣利水顧腎。適合易結石體質者，或曾結石過的人。

- 頻尿、腎功能受損者不宜。

尿毒症和洗腎

西醫看法　腎功能受損

當腎臟功能受損只剩下10～15%時，容易讓過多的廢棄體液在血液中堆積，水、電解質、酸鹼平衡失調，進而導致高血壓、血尿、水腫等症狀，甚至影響其他器官功能時，就是「尿毒症」。此時的腎臟已經失去淨化的功能，當腎功能降到10～15%，就必須透過「洗腎」或是換腎，幫助身體維持正常機能。

導致腎臟功能衰退的原因，除了疾病以外，可能的原因如下：

❶ 慢性腎絲球腎炎

腎臟的腎絲球是負責過濾器官，持續發炎就會影響腎臟功能，這也是導致慢性腎臟病的主要原因。

❷高血壓

血壓變高時腎臟中的微血管也容易受損，故高血壓患者很容易延伸成為洗腎患者。

❸糖尿病

過高濃度的血糖會傷害血管壁，當腎臟的微血管受到傷害，就降低腎臟功能。

❹藥物濫用

❺傷腎的生活習慣

抽菸、喝酒、肥胖，通常容易有高血壓的問題，此外肥胖更容易伴隨糖尿病，這兩者都是導致腎功能下降的原因。

❻家族病史

家族中若有腎臟病史，則需多留意腎臟功能。

中醫看法　五臟六腑相互運行調理

在我的門診裡，有很多病人，都是慢性腎臟病，但都到很嚴重時才想到中醫，目的是不希望走上洗腎一途。只是當腎功能不足，已經影響到正常生活，甚至生命安全時，還是必須先以西醫為治，中醫做為保養之方。

舉例來說，有個六十五歲的高老先生，他是病患的爸爸，身體狀況本來就不好，高血壓、糖尿病，還加上冠狀動脈的問題，來看診時，是慢性腎臟病第三期。

老先生年輕時做生意。抽菸喝酒熬夜統統來，都沒發覺腎功能有問題，直到進到醫院檢查後，才發現腎功能已經損害一半，想要來進行中醫調理，希望能夠找回腎的功能。

就西醫看法來說，腎功能受到傷害後，是不可逆的，也就是無法復原，但對中醫調理來說，慢性腎臟病不是單一器官的問題，而是五臟六腑的相互運行配合上出了狀況，因此，調理要從全身去調，只要讓生理機能恢復正常運行，那麼腎的功能就能發揮，所以，診治方法與西醫是不同。

尿毒與洗腎，是慢性腎臟病最嚴重的情況，所以，在調理與生活上，配合治療慢性腎臟病原則，應該可得到幫助，不過，因個人體質不同，建議腎臟病的中醫保養方式，還是直接找醫師討論，才能對症下藥，千萬不要自行參考外界偏方與服用成藥，那只會增加腎臟的負擔。

至於，洗腎時的一些副作用，像是有個病患，五十八歲的王太太，因為腎臟萎縮洗腎半年多，但一直無法適應，因為她常常會感到疲勞，全身浮腫，皮膚乾癢脫皮，骨頭痠痛，還會怕冷，晚上也睡不好，真的很痛苦，後來由她女兒帶來看診。

這種情況的體質都是屬於腎氣虛，或是腎陽虛，才會讓體內的濕氣無法代謝出去，血液電解質代謝失調。

而皮膚搔癢也是洗腎患者常見的困擾，其他還可能臉色暗黃，身體消瘦虛弱等，更嚴重者還會有失眠、憂鬱傾向。從中醫的角度來看，腎虛為主因，引起其他臟腑不調，循環不佳所造成，所以在診治過程中，要強調補腎脾益氣，加強睡眠品質。

但因為洗腎患者，用藥上格外嚴格，可以加上針灸、艾灸等行氣活血、疏通經絡、促進循環，改善洗腎患者的抽筋、搔癢、水腫。

第四章

照時養腎，事半功倍

很多人都以為，只有在冬天才適合喝補湯吃補品，其實，無論是從西醫觀點或是中醫的醫理來看，平時就要做好保養，選擇生活中好取得的合適食材，輕鬆的去調養進補，透過平日的飲食，讓食材的療效發揮功效，才是最佳的進補方式。

本篇精選吳明珠醫師特別推薦的養腎茶飲與食譜，也針對各種需求，調配出各式各樣的茶飲及補湯等，但是，無論是吃的或喝的，雖然是溫補慢療，還是要交替調換，再好的東西吃過頭都會造成反效果。

腎氣要藏，冬天養腎最好

中醫養生講究順應四時，因為四時陰陽之氣的變化，是萬物生長的根本。所以，要達到事半功倍的養生方法，成功順利的青春逆轉「腎」，就要懂得順應四時的養生。

春夏養陽，秋冬養陰，正是《黃帝內經》所強調的順應四時陰陽變化的養生方法。所謂「春夏養陽」，即春天養生，夏天養長；「秋冬養陰」即秋天養收，冬天養藏。

就養生來說，春夏著重在生、長之氣，要讓肝、心能量旺盛；秋冬注重調養收、藏，這時候就是要調理肺、腎，讓精氣充足，收納。只要在對的時候做對的事情，就能收益更多。

腎氣要藏，不能讓腎氣流失的太快，那會影響到身體的運行，所以，最適合養護腎的季節，就是在冬天。這時候要早臥晚起，順應時勢，順應日照時間來生活，順其自然的養生方法，才是最佳之道。

醫書也提到，冬天要去寒就溫，無洩皮膚，否則逆之則傷腎。說明冬天養生要避寒，要穿得暖和，包得緊緊的，不要讓冬天的冷風寒氣入侵身體，否則腎氣會虧虛。

而一天當中腎經最旺的時間，就在下午五點到晚上七點，這段時間裡，是足少陰腎經值班的時間，只要多加按摩、敲打、刺激，能夠幫助腎的作用發揮。

按出好腎全靠「足少陰腎經」

足少陰腎經為人體十二經脈之一，簡稱腎經。它主掌人體陰陽能量的經脈，就是腎陰、腎陽，全身能量的根本。五臟六腑都與腎經息息相關。所以，想要長得好、高又帥、美又白、聰明靈敏、還要凍齡慢老，可以從小到大，年輕到老，天天勤快的按摩，比任何補品都好。

中醫養生方法中的按摩或是敲打經絡，就是要疏通，活絡血氣，人只要氣順就會很健康。舉例來說，胖的時候小腹會變大，那就是氣滯，下面的氣塞住了，於是經絡變慢，也讓脂肪堆積起來，我們常會說新陳代謝不好，變差了，其實，就是經絡不通。將敲打或按摩腎經成為生活習慣之一，新陳代謝天天好。

首先來認識足少陰腎經：

從腳小趾下邊開始，斜向腳底心（湧泉穴），出腳掌內側（然谷穴、照海穴、水泉穴），沿內踝之後（太溪穴），分支進入腳跟中（大鍾穴）；上向小腿內（復溜穴，交信穴；會三陰交），出膕內側（築賓穴、陰谷穴），上大腿內後側，通過脊柱（會長強）屬於腎、絡於膀胱（肓俞穴、中注穴、四滿穴、氣穴、大赫穴、橫骨穴；會關元、中極穴）。

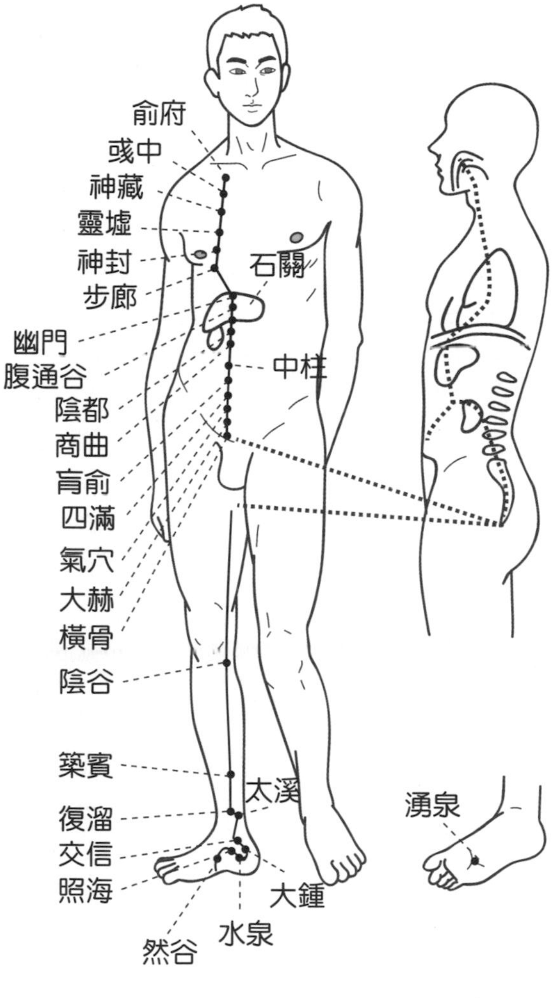

▲足少陰腎經

腎經養生法

按摩

適合按摩腎經的時間為每日下午五到七點，一次按摩以十分鐘為佳。

胸腹部的穴位——

穴位　可手握空拳，沿著身體中央線，從胸口到肚臍上，來回揉推。

功效　強化腎經運行。

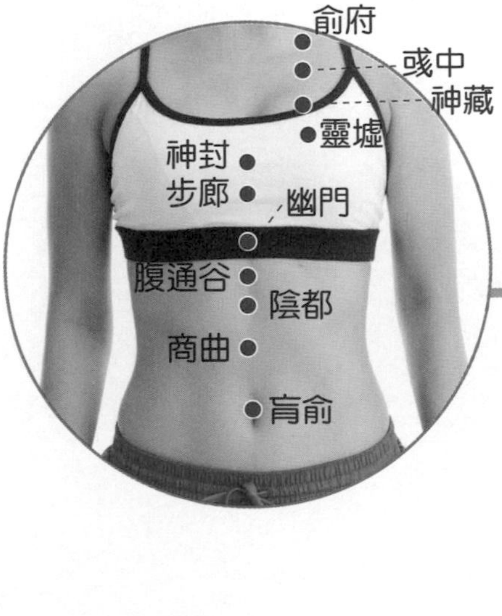

湧泉穴——

穴位　腎經最重要的穴位，位於腳底中線前三分之一交點處，當腳屈趾時凹陷處。

功效　經常按摩湧泉穴，可以腎精充足、精神充沛、活力滿滿，腎氣十足，腰膝壯實不軟、行走有力。

關元穴——

穴位　在肚臍直下3寸，約四指幅寬處。

功效　關元穴可收斂、閉藏元神之處，被視為「人的第二個心臟」，可幫助調氣。

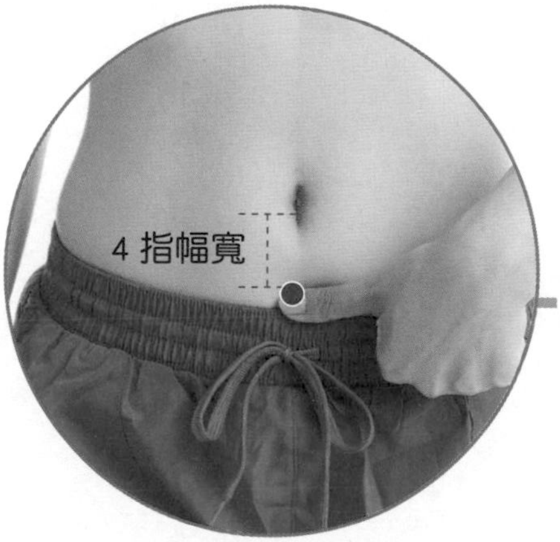

敲打

方式 每天敲打腿上穴位腎經，手握拳頭，由大腿根部開始，由上而下，再反敲回大腿根部，每天反覆幾次，力道以自己可忍受為依據。每天持續敲打，如果覺得穴位特別疼痛，表示該穴位氣滯，更應該要持續敲打。

功效 可活絡刺激腎經，補充元氣。

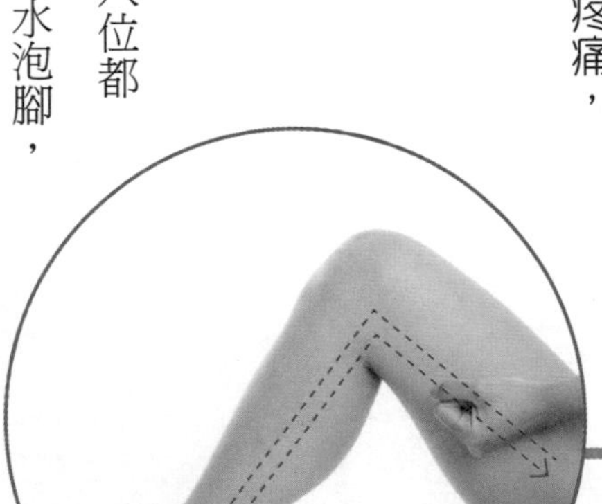

睡前泡腳

腳底全身各經絡起止匯聚處，人體六十多個穴位都在這裡，也是人體內臟、器官反射區，每天睡前用熱水泡腳，活絡經血，更加好眠。尤其是泡腳時，可以刺激到足底湧泉穴，此乃腎經最重要的穴位，可暖和腎經，活絡經絡，特別是在睡覺前，大約晚上九點過後，此時乃腎經運行最弱的時候，因此，天天睡前泡腳，可延年益壽、增加元氣，留住青春，養身慢老之功效。

暖身泡腳方——

材料　生薑15克，鹽3克

作法　生薑切片，放入水裡燒開，放入鹽，維持溫度在40度左右，泡30分鐘。

功效　加強氣血循環，暖和雙腳，增加腎氣運行。

回春泡腳方——

材料　桂枝10克，川芎15克，老薑15克，艾葉5克，百部9克，白朮6克，板藍根6克

作法　將材料放入紗布藥材袋後，先以熱水滾煮10分鐘，將藥包及中藥水加入溫熱水中，將腳浸泡其中15分鐘。最好能夠維持溫度在40度左右，利用熱氣讓氣血循環更好。

功效　可以改善臟腑機能，讓身體放鬆也較好入眠。

氣虛泡腳方——

材料　黨參20克，黃耆10克

作法　將藥材放入紗布藥材袋後，加水先煮出藥汁，再加溫熱水倒入泡腳盆裡，泡30分鐘，水溫要維持40度。

功效　專治氣血兩虛，補元氣。

活血泡腳方——

材料 桂枝10克，益母草10克，川芎10克，杜仲葉10克

作法 將藥材全部放入紗布藥材袋內加水煮出藥汁後，再加溫熱水倒入泡腳盆裡，泡30分鐘，水溫要維持40度。

功效 活血化瘀，腎陰補充。

除濕活血泡腳方——

材料 老薑5克，紅花2克，川芎5克，艾葉5克，獨活3克，丹蔘2克，當歸2克

作法 將藥材全部放入紗布藥材袋內加水煮出藥汁後，再加溫熱水倒入泡腳盆裡，泡30分鐘，水溫要維持40度。

功效 除濕化瘀，強腎益氣，補充元氣。

- 腳足皮膚有傷口者不宜泡。

常吃黑色食物，養出好腎

養生融入生活之中，才能達到最高效益，在我們吃的部分，其實有很多養腎的食物，只要每天融入一些，調整食譜，加一些進到料理來，也能吃出好腎氣。

補腎的食物非常的多，而且都是隨手可得，經濟又實惠，只要每天變化料理方式，就能吃出好腎。而補腎食材首選第一便是黑色食物，中醫認為，**色黑者入腎，黑色屬水，水走腎，想要補腎可多吃黑色食物。**

補腎好食材

- **黑芝麻：**具有補肝腎、潤五臟，補充腎氣、填腦髓的作用。男人吃

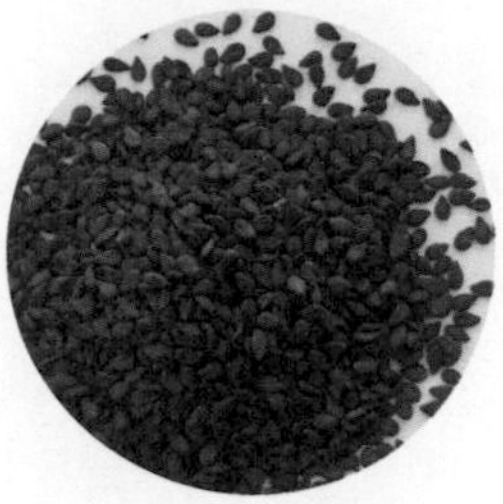

更好，因為含有鎂，能夠增強男性精子活力，增強生育力。

- **黑木耳**：補氣、生血、滋潤，對貧血、便祕，腰痠腿軟的人非常有幫助。
- **黑棗**：黑棗含有蛋白質、脂肪、糖類和多種維生素，其中維生素C和鈣質、鐵質最多，有補益脾胃，養腎陰血的功效，女性宜多吃。
- **黑豆**：具有補腎益陰、健脾利溼、除熱解毒之效，可以養血明目，補虛烏髮；尤其針對腎陰虛特別有效。
- **紫米**：紫米具有滋陰補腎、益氣活血的功效。
- **栗子**：腎之果，治腎虛，腰腿無力，補腎益腰，健脾養胃，筋活血。

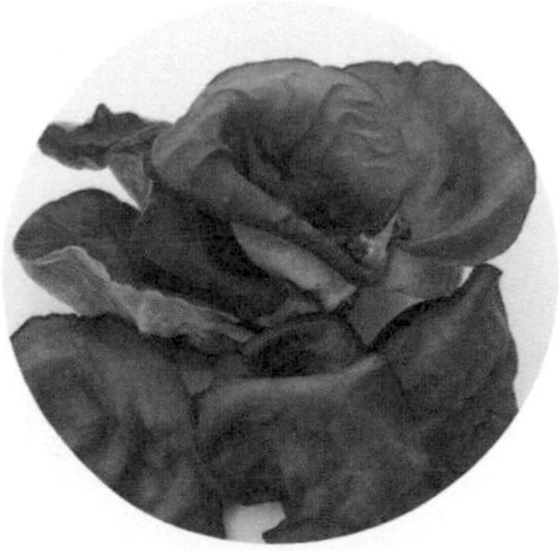

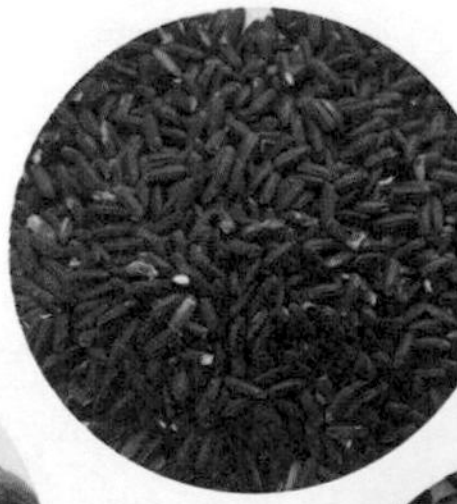

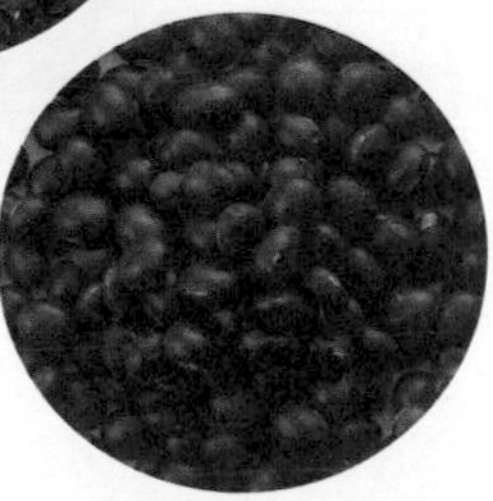

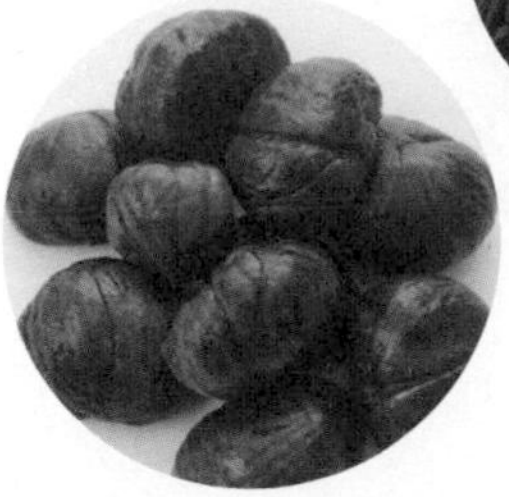

冬天溫補最受益

冬天是儲存能量最佳時刻，這時候我們比較少活動，吃得多，熱量耗損也小，所以，要食補以溫補為佳，大補會過頭，一時半刻吸收不了，反而會造成身體的虛不受補等情況，所以，身體正常情況下，在冬天只要性溫的食物來溫補即可。

季節	重點	建議食材
春	清淡溫補，養肝補血	性平食材，如山藥、玉米、番茄、蘿蔔、蘆筍
夏	清心降火，健脾益胃	涼性食材，如冬瓜、苦瓜、蓮藕、竹筍
秋	滋陰潤燥，補肺益氣	溫潤性食材，如蜂蜜、牛乳、豆漿、百合、芝麻、山藥
冬	祛寒保暖，補腎納氣	溫性食材，如栗子、黑豆、牛蒡、羊肉、 肉、鯉魚、花膠、銀杏

▲燉補養身重點及參考食材

性溫食物

● **羊肉**：性溫，味甘，歸脾、胃、腎、心經。可補腎益陽，補血溫經。醫書中載明，羊肉能暖中補虛，補中益氣，開胃健身，益腎氣，養肝明目，治虛勞寒冷，五勞七傷等。冬天吃羊肉，能抵擋風寒，還能養腎，一舉數得。

● **杜仲**：性溫，味甘，歸肝、腎經。可補肝腎，強筋骨，安胎，增強人體免疫力，若經常腰痠疼痛，可以經常以杜仲入菜，來補腰腎。

杜仲炒腰花——

材料　豬腰一副（約200公克）、杜仲10克、黃酒、鹽、蔥、薑、蒜、油少許。

作法 ①將豬腰剖開，清理內部筋膜乾淨後，以熱水汆燙，切片備用。

②取一碗，放入杜仲，倒入水至淹過杜仲，入鍋蒸煮成濃汁備用。

③取一炒鍋，熱鍋後放入油、蔥、薑、蒜爆香，再放入腰花炒熟，最後加入杜仲汁、黃酒、鹽，拌炒調味即可起鍋。

功效 補腎固精，可以腎氣虛造成的腰痛，頭暈目眩。

● **鱸魚：**鱸魚含有豐富的蛋白質、脂肪、維生素B_2、尼克酸、鈣、磷、鉀、銅、鐵、硒等。性溫，味甘，益脾胃，補肝腎；凡肝腎陰虛，脾胃虛弱者，平時多吃鱸魚，對養生有著絕佳效果。鱸魚是養腎補氣的好食材，小孩成長期，女人生理期，或是家中有病人開刀恢復時皆可吃。平時家中可以常煮，可煮湯或是煎都好吃，但魚肉當中有細刺，吃的時候要小心。

枸杞紅棗鱸魚湯——

材料 鱸魚1條、薏仁20公克、枸杞5公克、紅棗5顆、川芎5片、薑少許

作法 鱸魚洗淨切塊，和其餘材料洗淨後一起放入電鍋內鍋中，加水淹至食材後，外鍋加1杯水即可，起鍋後再加少許鹽調味。

●**海蝦**：性溫，味甘，歸肝腎經，可補腎壯陽，養血固精，益氣溫陽。尤其蝦的營養價值極高，脂肪、微量元素、胺基酸都是人體所需，增強免疫力。吃的時候，不要和啤酒一起，否則會引發痛風，這點應格外注意。

●**核桃**：素有「智慧果」之稱，可健腦益智，補腦聖品，核桃有豐富的B群維生素及油質，可補腎助陽，補肺斂肺，潤肌膚。

少吃生冷食物，多吃溫熱性食物

生冷食物包括生魚片、生菜、性寒的水果和冷飲等。人體要維持在一定的溫度，要靠腎氣不停的給予支持，就像是燃料，一旦吃進生冷食物，腎就得不停供應、加倍供應燃料，讓身體維持體溫，所以經常吃生冷，或喝冷飲的人，在冬天常有手腳冰冷的毛病。

中醫食療書籍所記載約有三百多種常用食物分析，大致分成平溫熱、平、寒涼性等。寒涼性食物屬於陰性，具有清熱、瀉火、涼血、解毒等功效；溫熱食物屬於陽性，有散寒、溫經、通絡、助陽等。而性平的食物，則大家皆可食之。

- **常見溫熱性食物：**羊肉、鱔魚、芝麻、薑、蔥、洋蔥、辣椒、桂皮、蒜頭、蔥頭、大蒜、茴香菜、榴槤、荔枝、龍眼。
- **常見平性食物：**雞肉、黃花魚、鮑魚、鯉魚、鱸魚、豌豆、南瓜、蕃薯、馬鈴薯、玉米、黃豆、花生、紅豆、納豆、豆苗、長紅豆、四季豆、黃帝豆、薏仁、黃豆芽、紅蘿蔔、菠菜、莧菜、甘藍、青江菜、番薯菜、甜菜、秋葵、紫蘇、芫荽、青椒、韭菜花、九層塔、水蜜桃、番石榴、櫻桃、蓮霧、桃子、蘋果、香蕉、釋迦、木瓜、石榴。

●**常見寒涼性食物：**淡水蝦、蟹、海蜇皮、豆腐、芋頭、荸薺、蓮藕、綠豆、茼蒿、芥菜、金針、蕃茄、胡瓜、苦瓜、絲瓜、冬瓜、白蘿蔔、竹筍、蘆筍、茄子、空心菜、筊白筍、小黃瓜、匏瓜、紫菜、海帶、髮菜、綠豆芽、香菇、金針菇、木耳、鮑魚菇、草菇、榨菜、梅乾菜、酸菜、紅毛丹、奇異果、百香果、西瓜、楊桃、橘子、柳丁、葡萄、枇杷、檸檬、鳳梨、芒果、椰子、梨子、柿子、茶葉。

走路走大步，動出好腎

拉筋

《黃帝內經》提到：「骨正筋柔、氣血自流，筋長一寸、壽延十年。」意思是說，拉筋能使骨頭復原歸位、筋脈柔軟，氣血自然流暢；筋絡每長一寸，壽命就會延長十年。由此可見，拉筋對身體保健非常的好，而養腎的拉筋方，簡單又易做，只要天天去執行一定能夠感受到拉筋的好處。

作法

①找一處平地坐下，雙腿伸直後，左右分開，依自己身體的狀態去調整距離。

②坐定後腳尖上勾，身體向前，雙手去抓腳趾，身體再慢慢向下壓。

③停留10～30秒後，慢慢起身放鬆。休息10秒，再進行一次。

④拉筋過程呼吸不要停，要持續的呼吸，可以用腹式呼吸更佳。

次數 每週3次以上，每次約12次。

注意 身體下壓時，應可應受到腿部內後側的腎經、膀胱經的痠痛感，每個人要量力而為，循序漸進，天天練習，可以感覺到筋愈軟彎得愈下去，腎經也就更強勁。

說明 大腿內側的筋絡走的是肝、腎、膀胱經，腎藏精，先天之本，精髓之源，腎強陽氣足，則精力旺盛，健康延壽。

大步走

人在四十歲之後，肌力不停的減退，尤其是到了六十歲的老人，肌力下降得更快，因此，很容易發生骨質疏鬆症，所以，年紀愈大就愈要運動；而腎經起點在腳底，經過小腿大腿，這就表示，保養腎經就愈要動，所以走路是非常好的運動。

走路，若再加上大步走，把步伐跨得比平常走路還要大，可以鍛練肌肉的力量，還能利用跨步時，去拉到腿後面的膀胱經。**膀胱經是人體最大的排毒通道，經絡通暢時，身體的毒及廢物都能及時排出，就能維持身體乾淨運作。**

尤其現在上班族，一天坐下來八個小時，最好常常利用大步走的方式，來拉拉腿部經絡，活化下半身的血液循環。

作法 大步走，步伐比走路時大，也比較快一些，每天持續走30分鐘，等於天天拉筋半小時。

注意 步伐順暢、腿後有拉筋感覺即可，勿影響行走，避免跌倒或步伐過大，反而拉傷筋骨。

敲帶脈

帶脈位在腰部，就是跟肚臍平行圍繞腰部一圈，繫腰帶的地方，故名「帶脈」。這是人體唯一一條橫向的經脈，彷彿是用來把所有經脈繫在一起。所以，一旦出現上下的氣流不順、阻塞時，就會積在帶脈，這時候腰會變粗，小腹會變大。

天天敲帶脈，可以通暢經絡，使上下的氣流得以順暢流通，當全身經絡打通時，毛病就不見，就連肥胖的鮪魚肚，天天敲，也能敲出小蠻腰。

作法 手握拳頭，敲打或揉按帶脈，從肋骨下方區間開始，到肚臍下方周邊，再延伸至腰部二側，天天持續敲打，至少三百下。

注意 敲打力道以自身的耐痛力可接受為主，以不受傷為最佳原則。

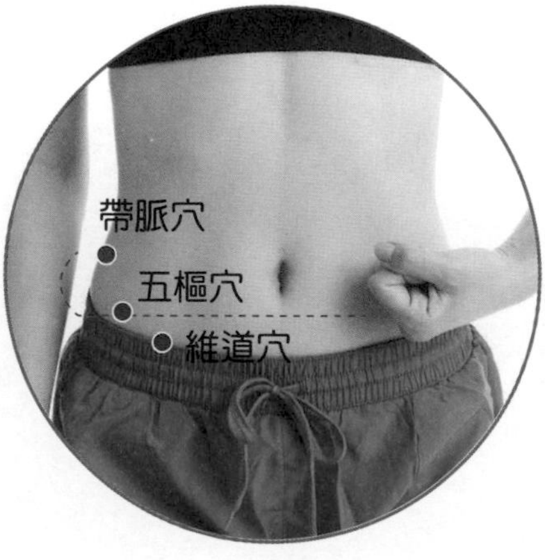

代代流傳的護腎祕法

搓揉拉耳朵

中醫認為，相由心生，病由相解，這也是看診時望聞問切的點，因此，五官都有相對應的五臟，可以藉著五官的形狀，色澤，膚況等來觀察，而耳通腎，平日經常去按摩耳朵，拉耳朵，等於是在刺激腎臟的穴道。

作法 ①雙手搓熱後，再摀住耳朵，手掌上下搓。
②用食指與中指夾住耳朵，上下搓揉。
③拉拉耳垂、耳骨。

注意 經常去搓揉耳朵，對於腎經有著強健的作用力，更能提昇五臟六腑的功效。搓揉時施點力，按壓穴道有感覺即可，勿過度導致疼痛或受傷。

按摩腰部

因為腎就在腰的位置上，所以按摩腰部能夠達到補腎益氣的功效，而位在肚臍正後方的命門穴，對護腎有著極佳效果。

作法 ①手掌心搓熱後，壓在後腰腎的位置上，再上下搓揉，腎會感到暖氣流入。

②雙手反扠在腰部，拇指向前，四指在後，用指腹向外抓，力量適中有感即可。

注意 經常去按摩、搓揉、按抓腰部，可以讓腎經活絡，舒筋活絡經脈，但注意力道勿過重，以免造成傷害。

叩齒

腎主骨，齒為骨之餘，意思就是說，腎臟能生髓，促進骨頭身長，而牙齒是骨頭的餘氣，當人年紀漸長時，**腎氣不足時，牙齒會先鬆動，每天早晚叩齒，可以疏通強健腎經，保健延緩衰老。**

而叩齒可使口腔唾液分泌增多，經過消化後，可轉化成為精氣，叩齒吞咽好處非常多，可健胃和脾，潤澤五臟六腑，養腎補元，增強免疫功能等。

作法 ①口唇微閉，牙齒上下有節奏地互相叩擊。每次36下，力道適中，視牙齒健康而定。

②叩齒後，用舌頭在牙床牙面內外攪動，此時會發現唾液增多，吞下即可。

注意 有空可以多叩齒，牙齒扣擊時的力道應以自己的牙齒狀況做衡量。

艾灸

艾灸是老祖先傳承下來的保健良方，《扁鵲心書》提到，「人至年陽氣衰，故手足不能溫，下元虛憊，動作艱難，蓋人有一息氣在，則不死，氣者陽所生也，故陽氣盡則心死。人於無病時，常灸關元、氣海、命關、中脘……雖未得長生，亦可保百餘年壽矣。」由此可看出，無事每日施灸，會讓身體愈來愈好，遠離醫院。

艾灸，是使用陳年的艾草去製成艾條進行灸療，《孟子》書中曾指，「七年之病，求三年之艾」，治病要用陳年艾；醫家李時珍也強調，「凡用艾葉，需用陳久者」。

陳年艾條的好處是，燃燒時熱力溫和，能穿透皮膚，直達穴位，滲透力極強，火溫而不燥，疏通經絡，效果最佳。

艾灸的好處很多，中醫上很多的虛寒症狀問題，都能以艾灸方式來補強，尤其「冬病夏治」上頭，趁著夏天時，艾灸可把身體裡的濕、寒、風邪等排出，冬天就不受其影響而外發症狀。

足三里穴——

穴位 位於膝關節外膝眼下3寸，脛骨前緣外側1橫指處。

功效 足三里穴為肝、腎、脾經合穴，加強免疫力，強化消化、心血管及腎氣，可治療早衰、疲勞、氣虛等。

施灸方法 艾條點燃後，針對足三里穴進行灸療，距離皮膚約3公分，施灸過程可上下左右的移動，勿單點停留過久，灸到皮膚呈現紅暈即可。每周可灸1～2次，每次約5～10分鐘。

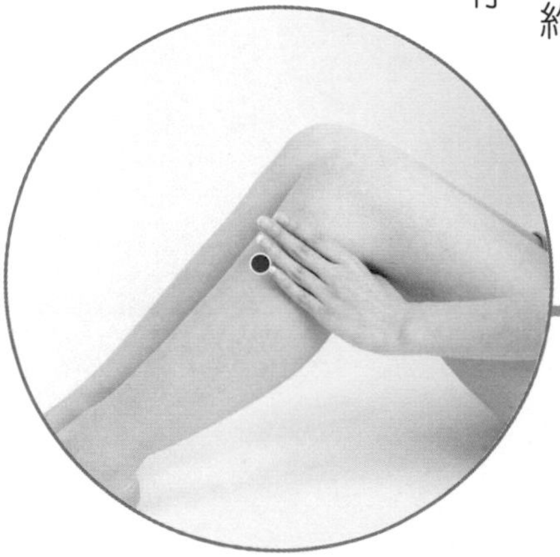

腎俞穴——

穴位 後背腰部，第二腰椎下方，肋骨下方，或取腰部內彎的點位，椎骨二側約1寸寬，左右各一。

功效 益腎助陽，滋陰補陽，外散腎臟熱濕邪氣，改善更年期症候群。

施灸方法 趴臥，施灸者手持艾條點燃後，針對腎俞穴進行灸療。距離皮膚約3公分，施灸過程可上下左右的移動，勿單點停留過久，灸到皮膚呈現紅暈即可。每週可灸1～2次，每次約5～10分鐘。

三陰交——

穴位 位於內踝尖直上3寸，脛骨內側緣後方凹陷處。

功效 此為肝、脾、腎經合穴，人體大穴之一，常灸可溫腎健脾、祛濕利水、調經止痛，月經不調、男子遺精、陽痿、失眠等。

施灸方法 手持艾條點燃後，針對三陰交進行灸療。距離皮膚約3公分，施灸過程可上下左右的移動，勿單點停留過久，灸到皮膚呈現紅暈即可。每週可灸1～2次，每次約5～10分鐘。

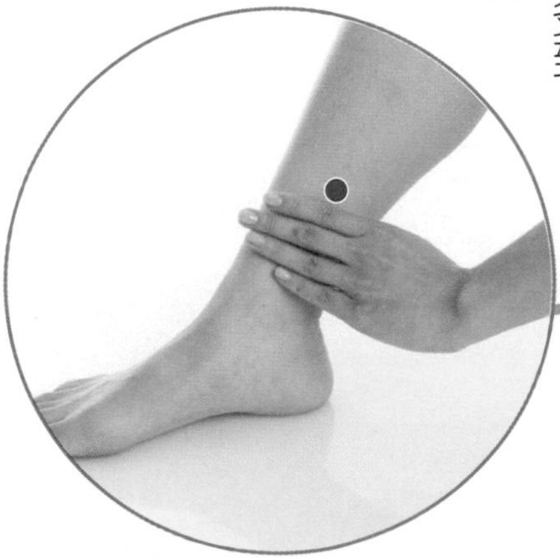

神闕穴——

穴位 位於腹部肚臍。

功效 補腎健脾，改善脾腎陽虛，手腳冰冷，臉色暗淡或慘白無光，精力疲乏、男人陽痿、早泄、遺精等。

施灸方法 手持艾條點燃後，針對神闕穴進行灸療。距離皮膚約 3 公分，施灸過程可上下左右的移動，勿單點停留過久，灸到皮膚呈現紅暈即可。每週可灸 1～2 次，每次約 5～10 分鐘。

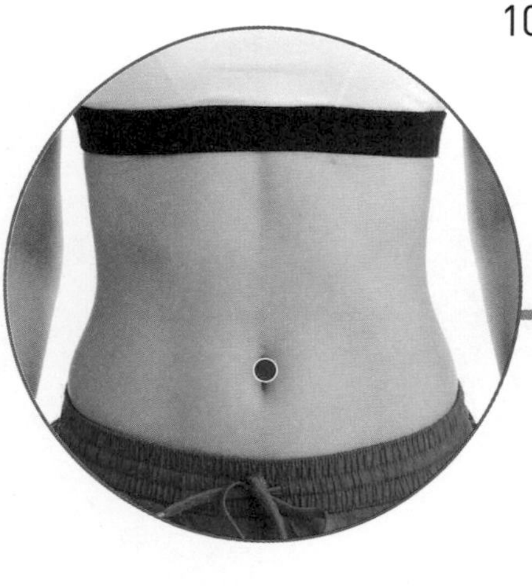

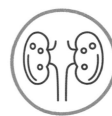

附錄

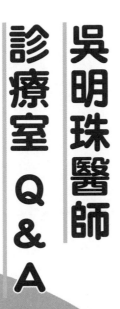

吳明珠醫師診療室 Q&A

Q1 熬夜傷腎傷肝，但是工作就是大夜班，怎麼辦？

說實在話，我還是要說，若能夠調整回白天的工作，還是要改回去，要不然，熬夜一晚，要用多少的力氣苦心去補回來，真的很難算，而且，千金難買健康之身，賺到錢卻要拿來養醫生，有用嗎？

何況，隨著年紀愈大，腎氣一定會流失，只要看有沒有長出白頭髮就知道了，年紀愈大，流失的與補充的更是不成比例，所以，還是想想辦法改一改，定期調整一下。

在未改善之前，熬夜後，就找時間補回來，睡得不夠就補睡回來，在熬夜當下，可以喝一杯枸杞茶，補充腎氣，也能提振精神，希望能藉著累積這些小元氣把流失的補回來。

Q2 燉補湯時，調味料只能放鹽嗎？為什麼要最後才放？

既然是補湯，當然要愈喝愈健康，所以，調味料愈天然愈少愈好，才能達到養生之效果，尤其在煮湯時，若先加入鹽巴，會讓肉類的蛋白質凝固，那麼肉的營養成本及鮮味，就無法釋放進到湯中，除了達不到營養補身效果外，口感也會較差。所以，想要吃到健康又養身的補湯，還是簡單調味，最後再放鹽吧，但鹽還是不要多放，以免傷腎。

Q3 我們家很習慣晚餐後，都會切盤水果，大家一起吃，但是，中醫為什麼強調，晚上不要吃水果？

其實，不是不能吃水果，而是不建議這麼晚才吃。依中醫觀點來看，水果是生的，生冷的食物多半偏陰及寒涼，陰氣屬寒，寒會使身體的循環變慢變差，甚至是凝結氣淤的情況。

大家可以觀察看看，如果晚上吃水果時，是不是會比較會生痰，隔天喉嚨會卡卡不舒服，那就是寒氣。而水果都有水分及利尿效果，晚上吃會讓腎造成負擔。

若真的無法改變生活作息，那麼就挑些性平或是較熱性的水果吃，像是蘋果或龍眼都很適合，但是像西瓜就不建議，如同古人說，晚上吃西瓜會反常，其實「反常」二字，指的是起來上廁所拉肚子，就是因為西瓜太寒了。

Q4 進入更年期會缺鈣，但我吃了很多補鈣的健康食品，為什麼沒有效果？

補鈣補骨的食品吃多了，並不代表身體都會吸收，因為當年紀大時，尤其在更年期，代表腎氣虛弱，影響到消化吸收系統，也會受影響，變得吸收很差，吃再多健康食品，來不及吸收的，都會排出來。

其實，不要盲目的亂補一通，最好要經過醫師評量後，明確知道身體缺什麼之後，要以生活作息、飲食、運動等互相搭配，才是最佳的補品良方。以補鈣來說，要搭配運動，曬太陽，可以吃小魚乾，豆製品如豆漿，深色蔬菜等，才是最佳補鈣的好方法。

Q5

全家都愛吃羊肉，夏天吃羊肉會不會過熱過燥呢？

羊肉補腎陽的效果非常好，但有人會擔心，夏天吃會不會太燥而上火呢？其實，若以古代人來說，可能會有這樣的問題，但現代人夏天都躲在冷氣房裡，天天喝一杯冰涼的手搖飲，這些因素讓身體堆積許多寒氣，所以，若是這種體質不用擔心，多吃羊肉，把寒氣給祛除，但若是碰到偏熱體質的人，就該少吃，以免過燥。

Q6

我今年四十五歲，沒有生小孩，卻經常會漏尿，像是大笑，或是打噴嚏時，為什麼呢？

婦女漏尿的問題，除了跟生小孩有關係，主因在於腎虛，年紀大了，腎氣流失時，會影響到泌尿系統，像小孩到了十多歲還會尿床，其實是腎氣不足，跟女人漏尿一樣，這就是醫書曾說，遺尿是腎陽不足，膀胱失約造成，中醫講的腎氣，具有固守及收提作用，但這個作用不足時，會讓膀胱裡的尿守不住，自然很容易就漏出來。

碰到這個問題，中醫會以「八味腎氣丸」來調理，只是腎氣虛不會是單一問題的產生，所以，建議還是直接去看診，記得告訴醫生會有漏尿問題，才能對症下藥。

Q7 為什麼年紀大，原本很健康的身體，走一點路，稍微動一下就會氣喘吁吁？

我的門診裡有位女性病人，年紀大約五十五歲，年輕時很注意保養，不菸不酒，但這幾年開始，也沒有感冒，也沒有不舒服，走起路卻會喘，去醫院檢查，心肺沒問題，也不是氣喘，到底怎麼回事？

這就是腎虛，中醫認為，腎為氣之根，雖然人呼吸的氣，主軸在肺，但當腎氣足時，肺才能夠氣機充足，呼吸才能順暢，像這位女性病人的情況，就是腎氣不足，腎的攝納無力，吸氣的深度也會變淺，吸氣不足情況下，就會氣喘吁吁。建議可以練習腹式呼吸法，補充腎氣，就能改善。

Q8

最近剛忙完婚禮事情，新婚期間與老婆很火熱，但後來卻覺得就算睡再久都很累，也不太有心力再親熱，讓老婆以為我變心，怎麼辦？

這問題很簡單，就是縱欲傷精，精傷則神傷。在中醫裡有「少陰傷寒」的病症，俗稱「挾色傷寒」，就是指男女房事後，出汗受風寒造成的腎虛。因為當房事後腎經會突然虛空，這時候冷氣一吹，冰水一喝，寒邪直入少陰。就像感冒發燒，但還會有倦怠，嗜睡，全身痠痛等。

這種問題在夏天最常出現，所以提醒年輕人，在激情過後，要記得保暖，不要貪一時涼爽，留下後遺症。而去看醫師時，記住要說明情況，不要害羞不敢說，那會擔誤治療，傷腎更嚴重。

Q9 年紀大，記性變得很差，會忘東忘西，也沒有年輕時聰明，變笨了，這是失智症的前兆嗎？

是不是失智症，要讓專業醫生判斷，我們不要自己嚇自己。年紀大了，記性不好，變笨了，其實都跟腎有關，腎精不足，無法提供生腦髓所需要的精氣時，自然腦袋運作會變差變慢，反應及記性就會不好。

當年紀愈大，想要保持聰明的腦袋，那就養好腎氣，除了在飲食上補充，也建議常做叩齒吞涎的養生功，讓口水化成腎精，才能去推動生髓補腦，誰說老人一定會變笨，養好腎可以更聰明。

吳明珠教你養好腎，不畏更年期

髮量豐盈、皮膚細嫩、性福滿意、好眠好脾氣，60歲就像40歲！

作　　者——吳明珠
主　　編——楊淑媚
責任編輯——朱晏瑭
文字編輯——許怡雯
封面設計——張巖
內文設計排版——呂佳芳
攝　　影——二三開影像興業社　林永銘
內頁插畫——呂佳芳
校　　對——吳明珠、朱晏瑭、楊淑媚
行銷企劃——謝儀方

第五編輯部總監——梁芳春
董 事 長——趙政岷

出 版 者——時報文化出版企業股份有限公司
108019臺北市和平西路三段二四〇號
發行專線——（02）2306-6842
讀者服務專線——0800-231-705、（02）2304-7103
讀者服務傳真——（02）2304-6858
郵撥——19344724時報文化出版公司
信箱——10899臺北華江橋郵局第99信箱
時報悅讀網——www.readingtimes.com.tw
電子郵件信箱——yoho@readingtimes.com.tw

法律顧問——理律法律事務所　陳長文律師、李念祖律師
印　　刷——勁達印刷有限公司
初版一刷——2020年11月20日
定　　價——新臺幣380元（缺頁或破損的書，請寄回更換）

時報文化出版公司成立於一九七五年，
並於一九九九年股票上櫃公開發行，於二〇〇八年脫離中時集團非屬旺中，
以「尊重智慧與創意的文化事業」為信念。

吳明珠教你養好腎，不畏更年期 / 吳明珠作. -- 初版. -- 臺北市 : 時報文化, 2020.11
面；　公分
ISBN 978-957-13-8430-6(平裝)

1.中醫 2.腎臟 3.健康法

413.345　　109016461

ISBN 978-957-13-8430-6
Printed in Taiwan